◆希望の最新医療◆

期待の膵臓癌治療

——手術困難な癌をナノナイフで撃退する！

桜の花出版 取材班

はじめに

２０１６年1月、国立がん研究センターが癌患者の10年生存率を初めて公開した。胃や乳癌のステージⅠ（最も軽度）では9割以上が10年以上生存していることに対し、膵臓《すいぞう》癌はステージⅠの患者でも3割以下しか生存できない。膵臓癌は自覚症状もなく進行し、早期発見も極めて難しい。癌が発見されたときにはすでに手術不可能である場合が多く、患者に突然の余命宣告する「難攻不落の癌」といわれている。ゆえに患者は一刻も早く新たな治療法が開発されることを待ち望んでいる。

この最も困難な膵臓癌に、『ナノナイフ』と呼ばれる全く新しいアプローチで挑んでいるのが森安史典医師である。その詳細は本書で解説するが、ナノナイフという電極針を癌患部まで刺し、高圧電流で癌細胞を撃退するというものである。切除不可能の膵臓癌に対し、残された最後の望みといえる最新治療である。

この治療の画期的な点は、第一に開腹手術ではなく、皮膚から数本の針を刺すだけで身体への負担が少なくて済む点である。第二に電流が流れた場所の癌は細胞死するので癌の取り残しが極めて少ないことである。癌が複雑に血管に絡みついて、数年前までは打つ手がなかったような膵臓癌に対しても、このナノナイフで治療が可能になった。欧米では、わずか3日後に退院するほど画期的な治療法である。

ナノナイフ治療は日本ではまだ始まったばかりである。アメリカでは外科手術とナノナイフを組み合わせる治療がされている。癌を取り残すことなく、再発を防ぐ効果をあげているという。森安医師は、膵臓癌以外にすでに肝臓癌へのナノナイフ治療を実施しているが、今後、さらに適応範囲は肺癌・乳癌・胃癌・大腸癌・前立腺癌と広がることが期待される。

平成二十八年八月　　桜の花出版 取材班

目次

癌治療の将来

※この本は、どの章からでもお読み頂けます。
第1章は「病気の基礎知識編」
第2章は「ナノナイフ治療の解説編」
第3章は「森安史典医師へのインタビュー編」

第1章　膵臓癌を知る

膵臓の大切な役割

膵臓《すいぞう》は、胃の後ろにあるピストル形をした臓器です。右端は十二指腸によって囲まれ、左端は脾臓と接しています。膵臓の中には、膵管が走っており、その中を膵臓でつくられた膵液が十二指腸へ向かって流れており、十二指腸乳頭部より十二指腸へ排出されます。膵管が狭まったりするなど何らかの原因で膵液が滞ると、膵液が周囲に漏れて急性膵炎になったり、膵臓が線維化を起こし機能低下を起こすことがあります。

膵臓は、特有の分泌物を生成して排出する機能をもつ組織です。アミラーゼやリパーゼのような消化酵素を作って膵管から消化管へ分泌するという外分泌腺としての働きと、インスリン、グルカゴンなどのホルモンを作り、血中に分泌するという

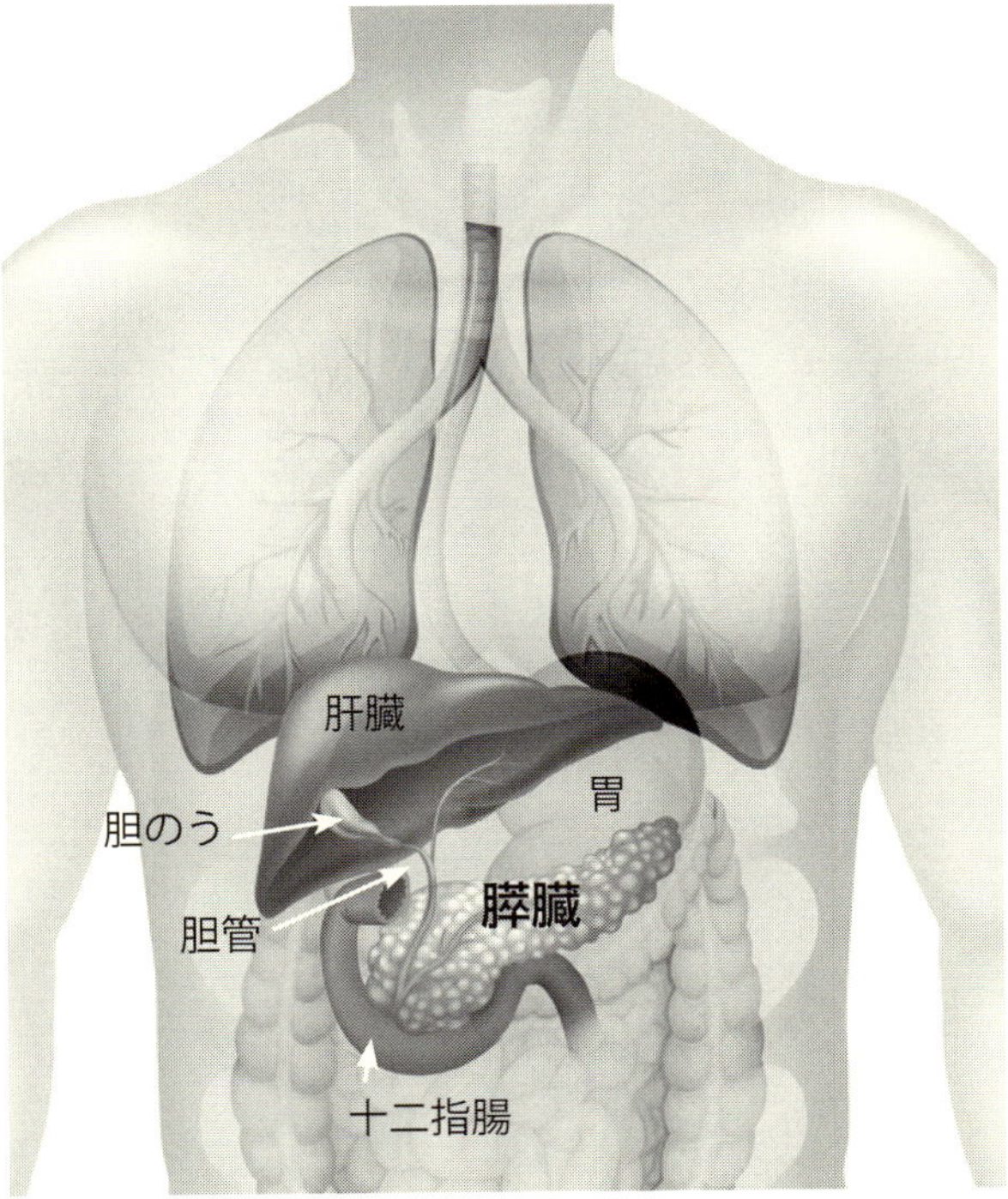

写真提供：PIXTA（ピクスタ）

消化器系臓器

消化管は、口、喉、食道、胃、小腸、大腸、直腸、肛門で構成され、消化器系には膵臓、肝臓、胆のうも含まれる。

肝臓・胆のうは胆汁を、膵臓は膵液を消化管内に分泌する。それらの消化液によって食べ物は分解され、吸収されやすい形に変化する。

内分泌腺としての働きがあります。特に、インスリンは血糖を下げる重要なホルモンであり、この働きが悪くなると糖尿病になります。

膵臓癌がなぜ早期に見つかりにくいのか

膵臓癌は、他の癌と異なる点がいくつかあります。自覚症状に乏しい、診断が非常に難しく進行癌で見つかる場合が多い、手術は大きな侵襲《しんしゅう》を伴う大手術となる、などがあげられます。

国立がんセンターの2015年の癌死亡者数予測では、膵臓癌は第4位で、約3万人以上が亡くなると予想されています。1960年以降、特に1980年以降急速に増加しています。

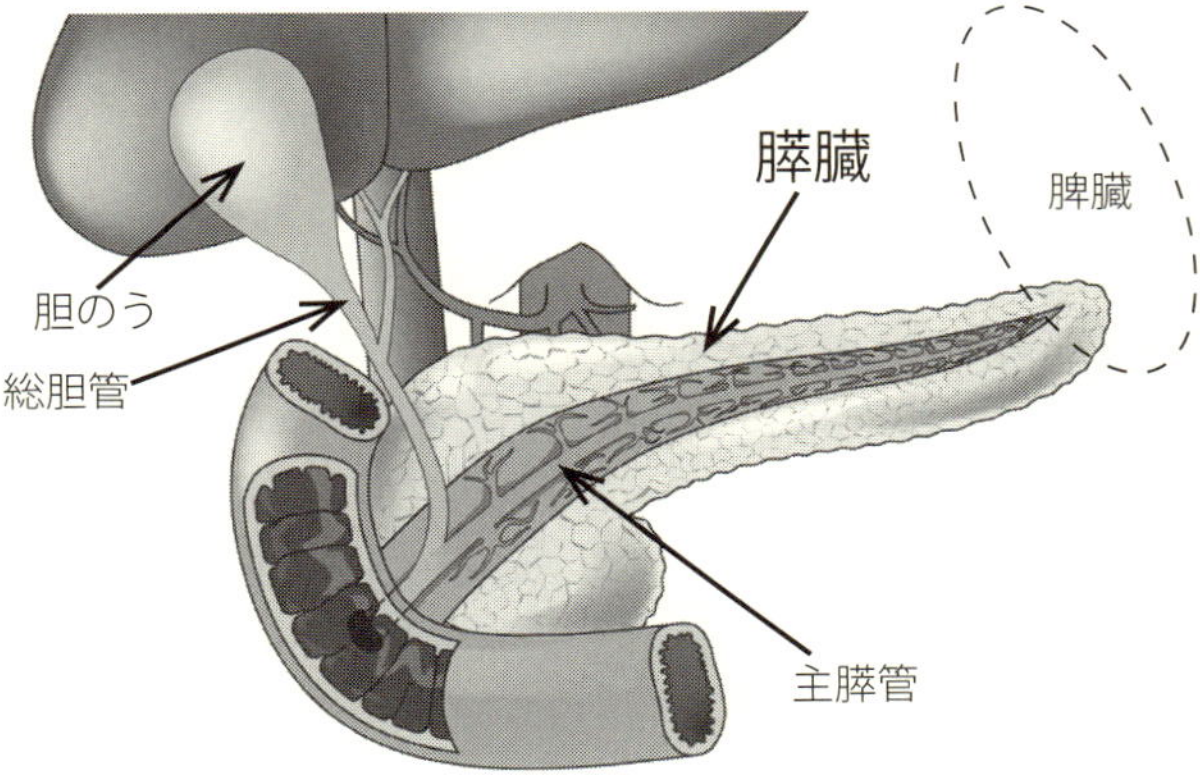

© Can Stock Photo / Blambs

重要な膵臓の働き

膵臓は、消化液を分泌する外分泌機能と、ホルモンを分泌する内分泌機能を併せ持っており、このような機能は膵臓だけである。

膵臓には 3 つの働きがあります。

１．食物の消化：膵液（消化酵素を含む）の分泌

２．胃酸の中和：膵液（アルカリ性）

３．血糖の調節：インスリン（血糖を下げる）

膵臓癌は、難治癌中の難治癌といわれています。見つかったときにはもう腫瘍が拡がっていて手術ができなかったというケースが珍しくありません。日本膵臓学会による全国の有数施設からの報告の集計でも、通常型膵臓癌の5年生存率は9・5％、つまり膵臓癌にかかって5年以上生存しているのは10人に1人くらいしかいないということです。しかし、膵臓に癌がとどまり、手術ができた患者さんに限ると5年後生存率は6割です。膵臓癌もごく早期に診断すれば助かるのです。しかし、このような早期に発見されるのは稀で、100例に1例くらいです。

早期診断が難しい理由

膵臓は、胃に続く十二指腸にくっついていて、胃の後ろ側に伸びている細長い臓器で、食物を消化するための膵液と呼ばれる消化液を作るのが、重要な働きの一つです。膵臓で作られた膵液は主膵管《しゅすいかん》という太さ1ミリくらいの細い管を通って十二指腸へと流れていきます。膵臓の厚みはせいぜい2センチくらいしかないので、1センチ程度の小さな癌でも既に膵臓の外まで及んでいることもあります。しかも、胃や腸のように内視鏡を挿入して簡単に組織を採取して調べるわけにもいきません。膵臓が厚みの薄い臓器で、お腹の深い所にあり、すぐ近くに重要な血管や神経などが通っていることが膵臓癌の早期診断や治療を難しくしている大きな理由です。

小さな膵臓癌はどのような検査で見つかるのか

現在、初期の膵臓癌のほとんどは、ＣＴ検査、超音波検査（腹部エコー）、ＰＥＴ検査で発見されています。特に切除手術ができた膵臓癌については、超音波検査で見つかった症例が最も多いようです。超音波検査なら、患者さんに害や苦痛がないので安心して受けることができます。

それでは、超音波検査が普及すれば、膵臓の早期癌発見率は上がるのでしょうか。

癌部位別10年相対生存率
男性（15〜99歳）2002〜2006年

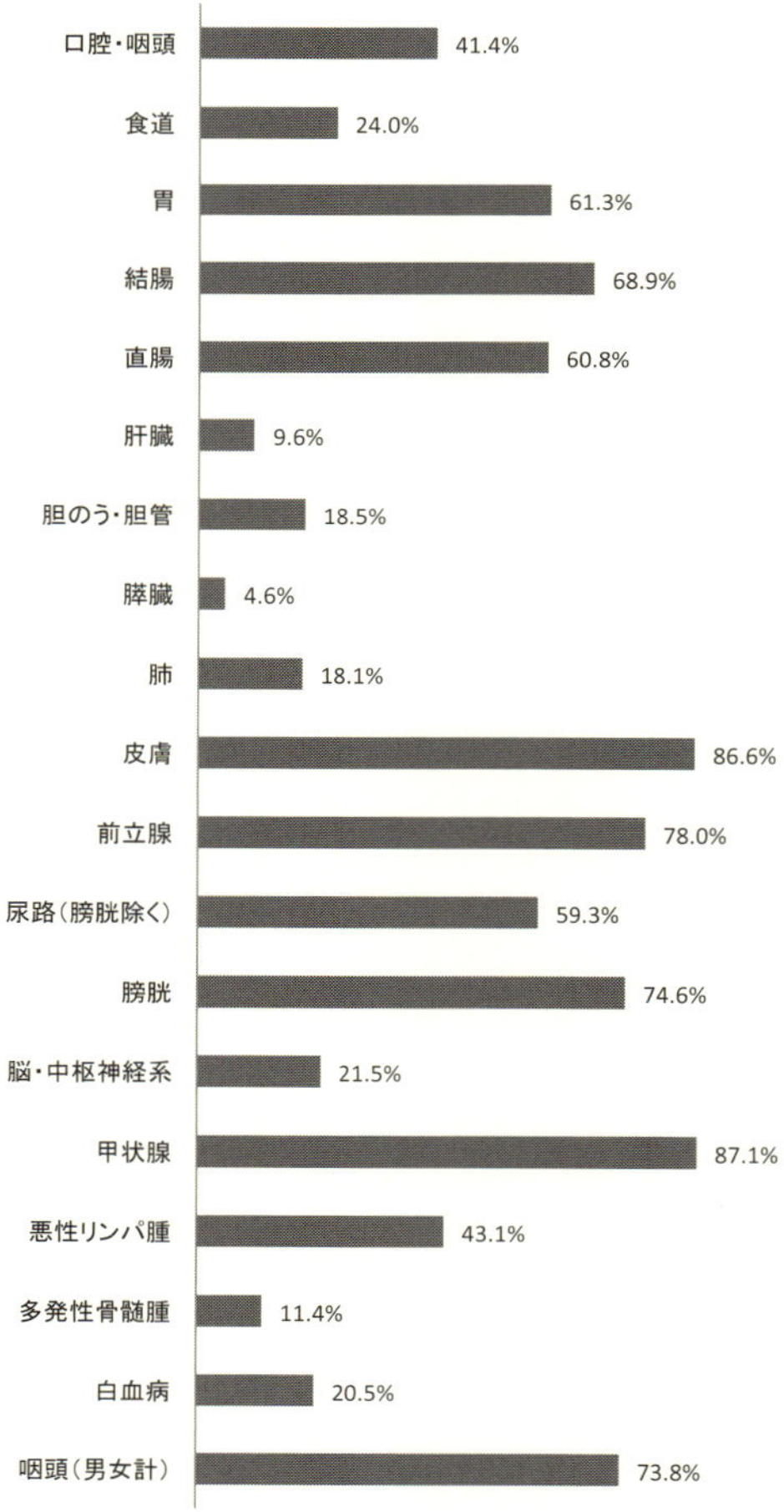

出典：独立行政法人国立がん研究センター　がん対策情報センター

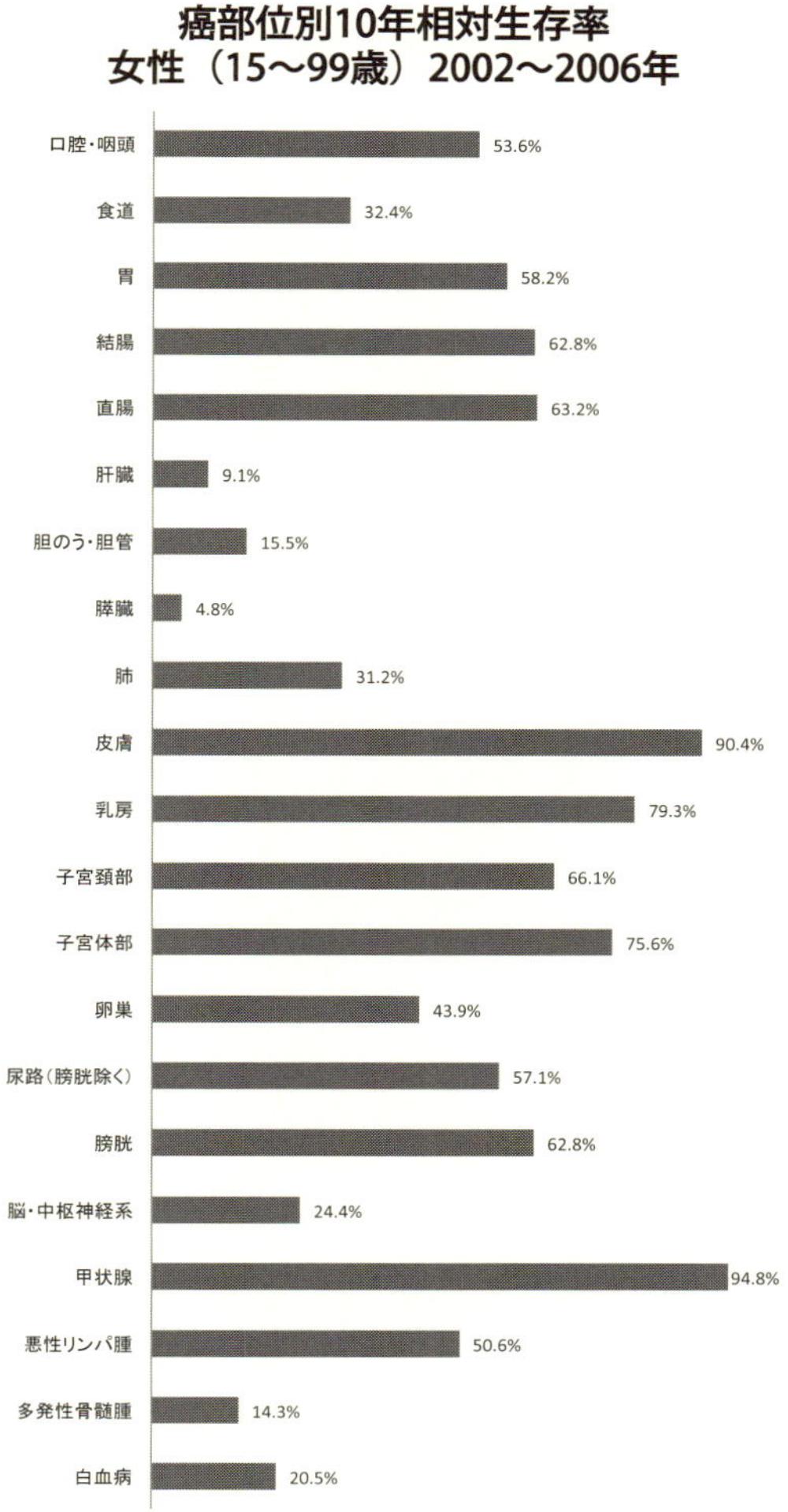

出典：独立行政法人国立がん研究センター　がん対策情報センター

住民検診に、毎年腹部超音波検査を組み込んで行なっている地域があります。その結果、発見される膵臓癌は比較的早期の癌が多いのですが、検診では〝異常なし〟だったのに、半年以内に膵臓癌が見つかることも少なくないようです。また、膵臓癌が発見される頻度は非常に低く約２５０００回の検査で１例ということです。超音波検診では膵臓癌のみでなく肝臓癌、胆嚢癌《たんのうがん》、腎癌《じんがん》などが多数発見されているので検診自体は役に立っているのですが、目標を膵臓癌のみに特定して考えると有効性は低いといわざるを得ません。

このように超音波検査による膵臓癌の診断成績が十分でない理由として、膵臓の前方にある胃の中のガスのため超音波が通りにくくなり、膵臓の尾部の観察が難しいことが指摘されます。小さな膵臓癌を見逃さないためには超音波検査も十分に時間をかけ慎重に観察する必要があり、多数の住民の方を短時間に検査する方式では限界があるようです。

2015年　癌部位別死亡数予測（人）

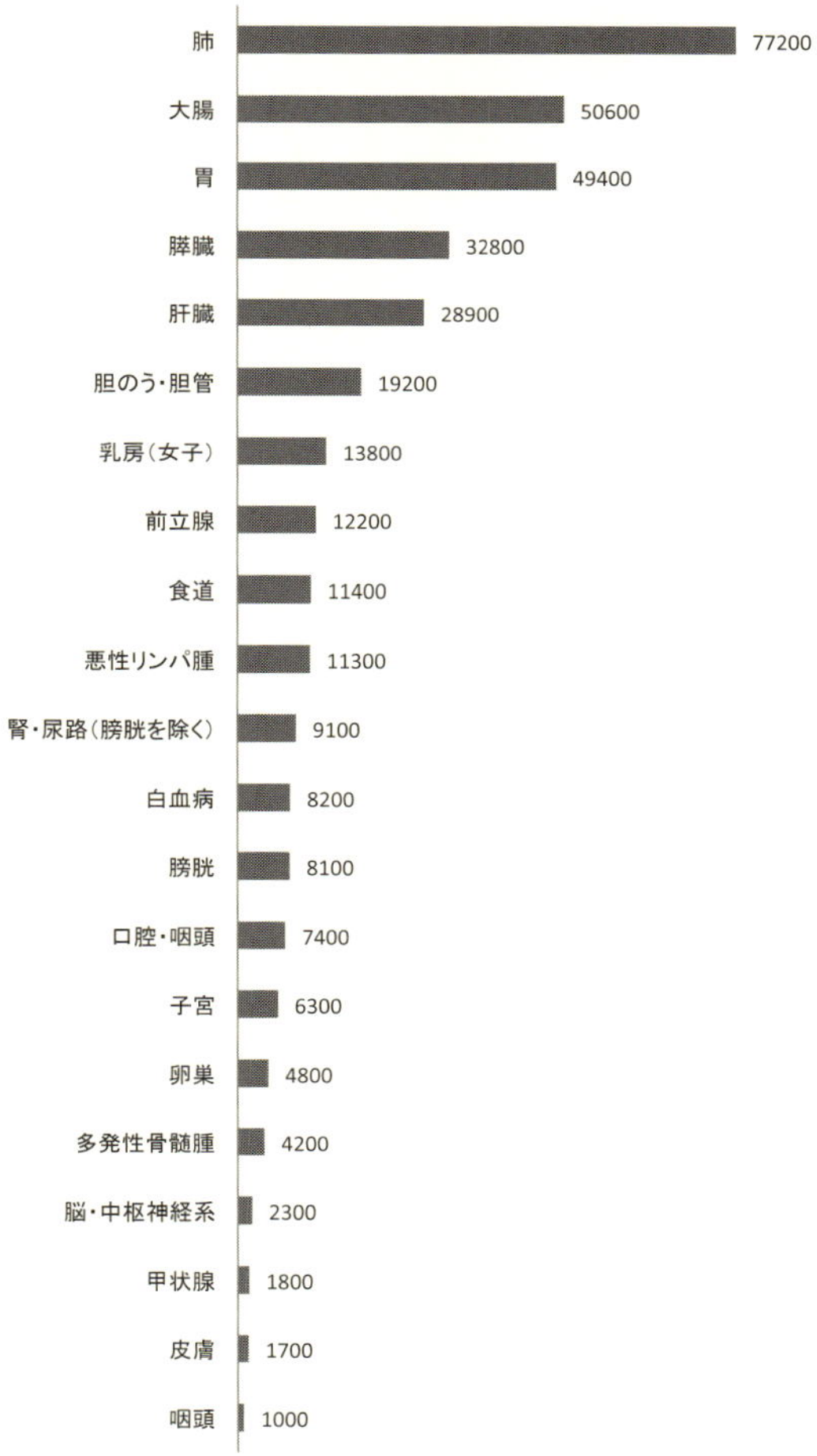

出典：国立研究開発法人　国立がん研究センター

従って、膵臓癌にかかりやすいリスクの高い人の場合には、定期健診が必要と思われます。

膵臓癌にかかる危険性の高い人とは

肝臓癌の場合には、B型やC型のウイルス性肝炎、肝硬変が癌の発症リスクといことが判っていますが、膵臓癌については危険因子が何かまだよく判っていません。検査データから、慢性膵炎、糖尿病、膵嚢胞《すいのうほう》、膵管が拡張している人が、膵臓癌の高リスクといわれています。

膵嚢胞とは、膵臓に液体のたまった袋ができる病気です。ほとんどは良性で自然に消えていくこともありますが、その中で、嚢胞が癌化したり、嚢胞がある場所以外の膵臓から通常の膵臓癌ができることもあります。膵嚢胞が見つかった人は、症状がなくても、一年に一回くらいは定期的にチェックを受けることが必要です。

糖尿病では、中高年になって急に発症した場合や、長く糖尿病を患っている場合、明らかな原因もなく血糖コントロールが急に悪化した糖尿病の患者さんは、膵臓癌を疑って検査を受けてください。

膵臓癌が疑われるきっかけ

膵臓癌は、腹痛、下痢や便秘、食欲不振など、通常のちょっとした消化器の不調で、受診した際に見つかることが多く、膵臓癌に特有の初期症状は特にありません。

特異な症状としては、膵臓の膵頭部に癌が発生すると、黄疸を発症します。それは膵頭部の中を、胆管《たんかん》（肝臓でつくられた胆汁を消化管に排出する管）が通っており、これが癌によって閉じられてしまうからです。その他に、膵管閉塞による腹痛（尾側膵管拡張、膵炎による）も膵臓癌発見の契機となっています。初めて糖尿病と診断されたときや、糖尿病が悪化したときも要注意です。また、まったく症状がない状態で、偶然に、腫瘍マーカーや膵酵素値の上昇、画像検査での膵臓の腫大、腫瘤で膵臓癌が見つかることがあります。

膵臓癌は、初期には無症状であったり、上腹部の不定愁訴のみの場合が多いのですが、進行していくと、さまざまな症状が現われます。

胆道の閉塞《へいそく》や胆道の炎症から：黄疸、かゆみ、濃縮尿、発熱、右上腹部痛み

膵管の狭窄《きょうさく》や膵炎から：腹痛、背部痛

膵臓の機能低下から：糖尿病の発症・急性増悪《ぞうあく》（急激に状態が悪化）、下痢

消化管浸潤から：食欲不振、嘔吐、体重減少、消化管出血

腫瘍そのものによるもの：腫瘤触知《しゅりゅうしょくち》（しこりがある）、背部痛、腹部膨満

腹膜転移によるもの：腹部膨満、腹水、腸閉塞

食事趣向の変化：好きだった食べ物が急に食べられなくなる

などがありますが、どれも他の病気でも起こり得る症状がほとんどです。

「膵臓癌の疑い」で行なう検査

膵臓癌の検査方法

膵臓癌の診断では、画像検査（腹部エコー、ＣＴ、ＭＲＩ、血管造影、ＥＲＣＰ〈内視鏡的逆行性胆管膵管造影〉）で膵腫瘤像、膵管・胆管の狭窄・拡張を検出します。血液検査では、血糖値、肝機能、胆管系酵素値、腫瘍マーカー（ＣＥＡ、ＣＡ19―9など）を測定します。外科的治療の可否や放射線療法、化学療法などの治療法の決定にはこれらの情報が必要です。

組織検査

画像検査、血液検査だけでは確定診断できないこともあります。そのときには、実際に癌細胞の有無を調べることが、診断決定に有用です。胃カメラを十二指腸まで入れて行なうERCP（内視鏡的逆行性胆管膵管造影）の際に、膵液や胆汁を採取し、その細胞を見る「細胞診《さいぼうしん》」が診断でき、これによって早期の癌も診断されています。さらに必要なときは、直接針で癌組織を穿刺《せんし》したり、膵管の狭窄部を鉗子《かんし》で採取して、癌を固まりとして採取して見る「組織診《そしきしん》」で診断します。

膵臓癌の広がり（病期）とそれぞれの治療法

癌の治療には、手術、放射線、抗癌剤の3大治療がありますが、その中で手術と放射線は局所療法、抗癌剤は全身療法に分けられます。癌が広い範囲に広がってしまった場合には、全身療法である化学療法が選択されます。

膵臓癌の現在の標準治療で完治が期待できる方法は、外科手術です。癌だけを取り除くことはできないので、癌の転移が疑われる周囲のリンパ節や臓器も一緒に取り除きます。手術はすべての膵臓癌に行なえるわけではなく、進行の度合いによって異なります。

一般的に手術が行なえるのは、ステージⅠ、Ⅱ、Ⅲで、ステージⅣＡでは一部の場合手術が可能、ⅣＢでは手術しないとされています。これは、癌がリンパ節や周囲の組織、離れた臓器に転移している場合可能な範囲で手術してもかえって命を短くしてしまうためです。この場合は、抗がん剤治療や放射線治療などを行ないます。

早期治療と5年生存率の関係

膵臓癌は初期にはほとんど自覚症状がなく、しかも癌の進行が早いために、早期発見が非常に難しいという特徴があります。また、膵臓自体が小さいため、癌が膵臓外に出やすく、周囲のリンパ節や臓器に転移しやすい特徴もあります。

そのため、膵臓癌が発見された段階ですでに進行していることが多く、手術が行

膵臓癌の進行度

<table>
<tr><td rowspan="2">膵臓局所の進展度</td><td>遠隔転移</td><td colspan="3">M0</td><td colspan="2">M1</td></tr>
<tr><td>リンパ節転移の程度</td><td>N0</td><td>N1</td><td>N2</td><td>N3</td><td></td></tr>
<tr><td colspan="2">Tis : 非浸潤癌</td><td>0</td><td>—</td><td>—</td><td>—</td><td>—</td></tr>
<tr><td colspan="2">T1</td><td>Ⅰ</td><td>Ⅱ</td><td>Ⅲ</td><td colspan="2" rowspan="3">ⅣB</td></tr>
<tr><td colspan="2">T2</td><td>Ⅱ</td><td>Ⅲ</td><td>Ⅲ</td></tr>
<tr><td colspan="2">T3</td><td>Ⅲ</td><td>Ⅲ</td><td>ⅣA</td></tr>
<tr><td colspan="2">T4</td><td colspan="2">ⅣA</td><td colspan="3"></td></tr>
</table>

『膵癌取り扱い規約　第６版』 日本膵癌学会／編

膵臓癌の病期はＴ（癌の大きさや局所の進み具合)、Ｎ（リンパ節への転移)、Ｍ（離れた臓器への転移）等の組み合わせで決まり、Ⅰ期からⅣ期に分けられます。Ⅳ期はさらにⅣＡ期とⅣＢ期に分けられます。

膵臓局所の進展度

Ｔ１：腫瘍径（大きさ）が２センチ以下で膵臓内に限局したもの

Ｔ２：腫瘍径（大きさ）が２センチを超え膵臓内に限局したもの

Ｔ３：癌の浸潤が膵内胆管、十二指腸、膵周囲組織のいずれかに及ぶもの

Ｔ４：癌の浸潤が隣接する大血管、膵外神経叢、他の臓器のいずれかに及ぶもの

遠隔転移

Ｍ０：遠隔転移を認めない

Ｍ１：遠隔転移を認める

リンパ節転移の程度

Ｎ０：リンパ節転移なし

Ｎ１：１群リンパ節のみに転移

Ｎ２：２群リンパ節まで転移

Ｎ３：３群リンパ節まで転移

膵臓癌は、上記のような癌の状態、年齢、全身の状態などによって、治療法が異なります。

出典：日本消化器病学会ホームページより

なえない場合が多々あります。実際、膵臓癌の切除率は20～40％と低い数字です。

また、手術が行なえたとしても3年以内に再発する可能性が極めて高く、5年生存率は10～20％程度とされています。

開腹する外科的治療法（手術）

一般的に、膵頭部に癌が存在すると、膵頭部だけでなく、十二指腸、空腸《くうちょう》の一部、胃の一部、胆管を周囲のリンパ節とともに切除する術式、膵頭十二指腸切除術が行なわれます。膵尾部に癌があると、膵体尾部・脾切除術となります。膵臓の広範囲に癌があると、膵臓の全摘手術が必要となることもあります。膵臓癌は、リンパ節だけでなく、周囲の結合組織や血管周囲の神経に沿って広がる特徴を持っているため、これらの広がった癌を残さないようにしなければ、再発は防げません。従って、他の癌同様に、手術と化学療法や放射線療法を併用して、治療効果の向上を目指します。

膵臓の全摘手術では、インスリンが分泌されなくなるため毎日インスリン注射をしなければならないなど手術後の生活の質が低下します。手術による切除には、切除部位の特定が不可欠です。

開腹しない治療法

膵臓の周囲に広がった癌や遠隔転移により見つかった膵臓癌の多くは、手術適応にはなりません。その場合、化学療法や放射線療法などの適応となります。

①　放射線療法

放射線療法は、単独あるいは他の治療と併用して行なわれています。抗癌剤と併用する方が有効とされています。近年は、新しい照射方法が開発され、部位を限定して照射できるようになってきました。消化管などへの負担が少ないため、外来でも施行可能で、症例も増加してきています。

②　化学療法（抗癌剤治療）

抗癌剤治療は、膵臓癌の治療で重要な位置を占めます。外来で通院して行なう抗癌剤での治療は、患者さんのＱＯＬ（quality of life：生活の質）を保ち、日常・社会生活を中断することなく治療を継続できるメリットがあります。

超早期発見の期待、マイクロＲＮＡ検査

現在、血液、唾液、癌になったときに発するにおいなどに早期発見の手がかりを見つける試みが研究されています。

その中で、血液での癌早期発見に期待が高まっています。マイクロＲＮＡ検査です。マイクロＲＮＡとは、ヒトをはじめ多くの生物が持っています。ヒトには約

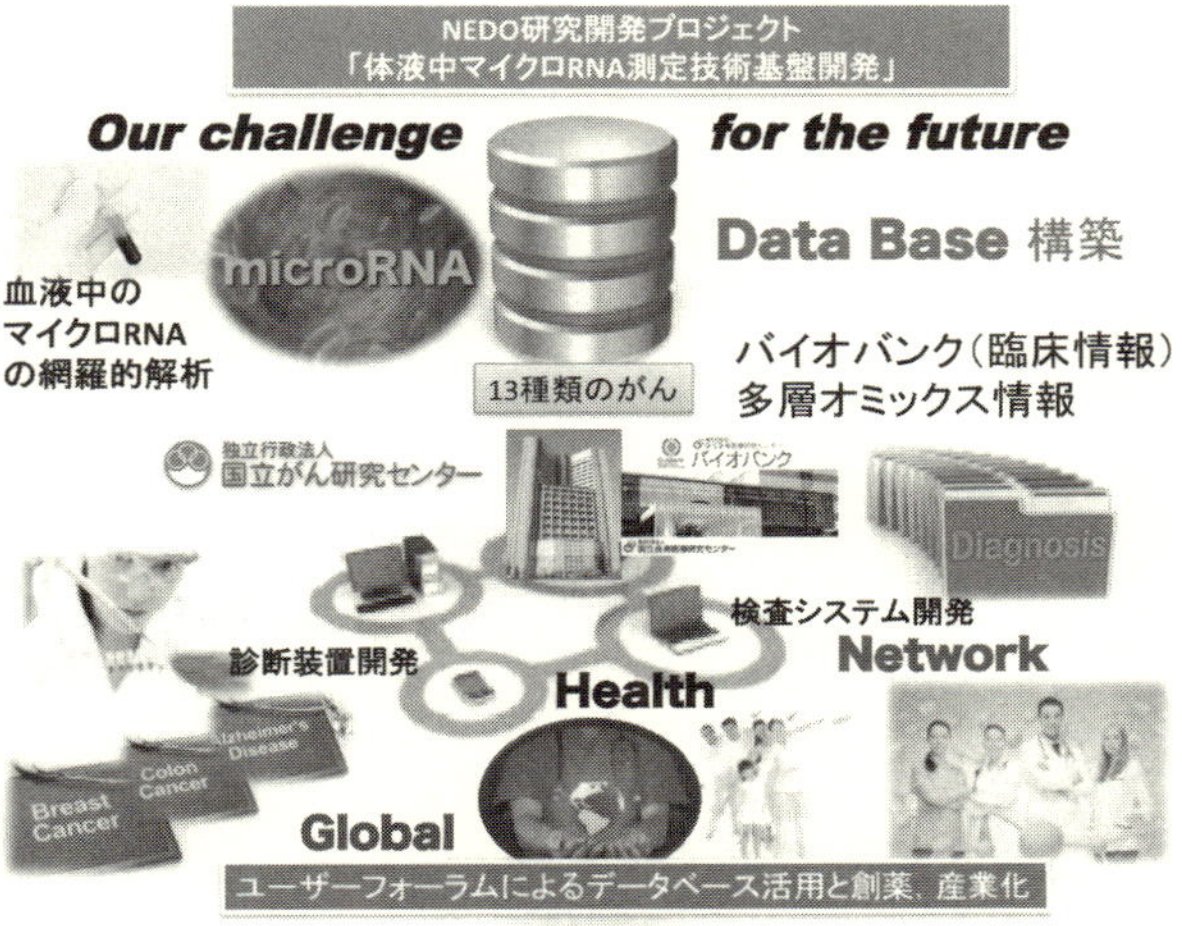

期待されるマイクロＲＮＡ検査の開発

わずか１滴の血液で癌を超早期に発見できるという夢のような診断法の開発が、国立がん研究センターを中心に９つの大学と６つの民間企業が協力して国家プロジェクトとして始まっている。

『体液中マイクロＲＮＡ測定技術基盤開発』ＮＥＤＯ研究開発ＰＪ　資料より

2500種類以上のマイクロRNAがあり、このマイクロRNAの機能に異常が起こると癌の原因になりうるということが証明されています。また、癌細胞は、超早期から特有のマイクロRNAを出していることが最近の研究で明らかになりました。

わずか1滴の血液に含まれるマイクロRNAで癌を超早期に発見できるという夢のような診断法の開発が、国立がん研究センターを中心に9つの大学と6つの民間企業が協力して国家プロジェクトとして始まっています。

胃癌、大腸癌、食道癌、膵臓癌、肝臓癌、胆道癌、肺癌、乳癌、卵巣癌、前立腺癌、膀胱《ぼうこう》癌、神経膠腫《こうしゅ》（グリオーマ）、肉腫等、13種類の癌検査やアルツハイマー病等の認知症の発見に有効といわれています。現在、7万人のビッグデータを集め、4年後くらいの実用化を目指しているということです。

マイクロRNA検査に期待が高まっている要因として、現在の腫瘍マーカーの問

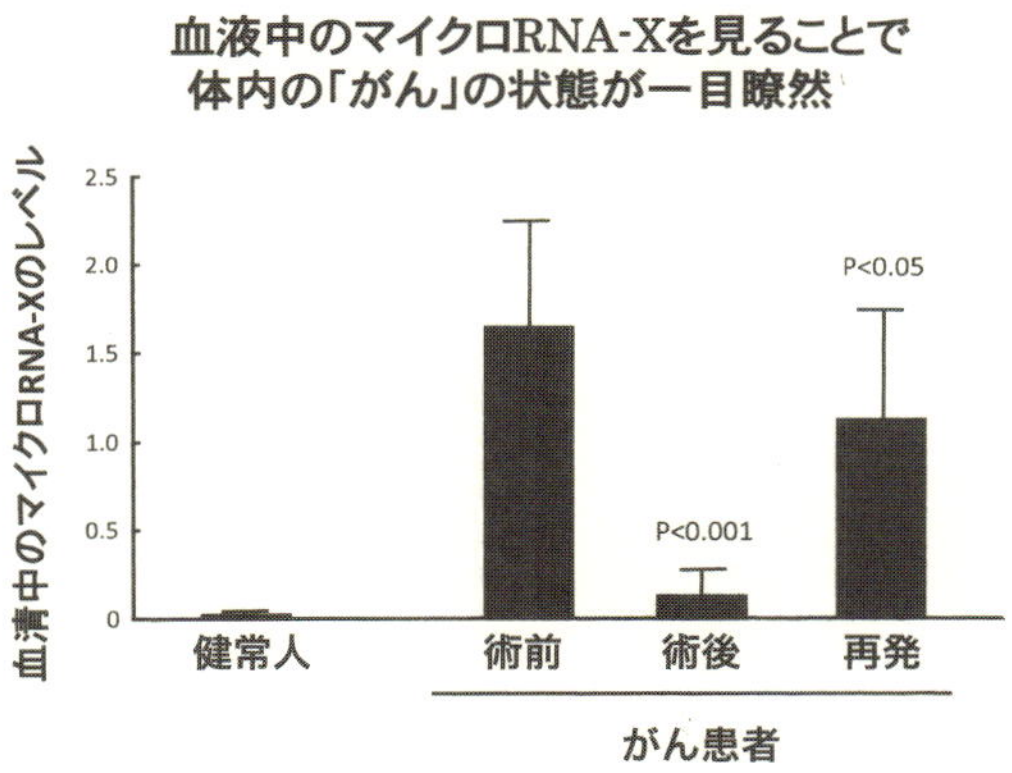

ヒトの血液中のマイクロＲＮＡは、2578 種類発見されており、特定のマイクロＲＮＡの血液濃度値が特定の癌で上昇していることが分かった。

『体液中マイクロＲＮＡ測定技術基盤開発』ＮＥＤＯ研究開発ＰＪ　資料より

題点があげられています。

①癌の早期では腫瘍マーカーが高値を示すことが少ないので早期発見が難しい。

②癌以外の良性の疾患や加齢に対しても、高値を示す。

③感度が低いことで、正常な人に癌の疑いありという結果が出て（偽陽性）、不安を与え、さらに不必要な検査をする結果となり、患者さんの経済的にも心理的にも大きな負担になる。

④ある腫瘍マーカーが陽性になった場合、そのマーカーの臓器特異性が劣るため、どの臓器に癌があるか判定できず、この場合もさらに追加の検査が必要となり、患者さんの負担が大きい。

マイクロＲＮＡ検査の利点は、次のように考えられています。

①検査対象のマイクロＲＮＡは、血液中にあり、採血だけで検査できる。

②わずかな血液で、一度に13種類の癌や痴呆症の検査ができる。
③早期診断のみならず、癌の治療効果予測や新規薬剤の開発への応用も期待されている。
④マイクロＲＮＡは核酸という安定した物質のため、検査に大がかりな分析装置が不要である。
⑤安価で正確なマイクロＲＮＡ解析装置が作られれば、集団検診など健康診断での癌の早期診断も可能となる。

特に、膵臓癌では、早期の自覚症状がほとんど無く、通常の検査で発見された時には、手術不能なケースが多いため、マイクロＲＮＡ検査は有効といわれています。

第2章　解説　ナノナイフ治療

２００８年よりアメリカで開始

膵臓癌は、初期にはなかなか発見されず、発見されたときには、すでに外科的な切除手術ができない場合が多く、新しい治療法が待ち望まれていました。

このナノナイフ治療は、今まで外科的な切除手術ができないとされてきたレベルの膵臓癌に適応される期待の治療法です。新しい技術の特徴、実際の治療について具体的に紹介します。

ナノナイフ治療は細い電極針を、癌を取り囲むように刺し、高電圧で通電することによって、癌細胞にナノサイズの穴をあけて細胞死をもたらす治療法です。

２００８年にＦＤＡ（アメリカ食品医薬品局）の認可を取り、実際の癌患者さん

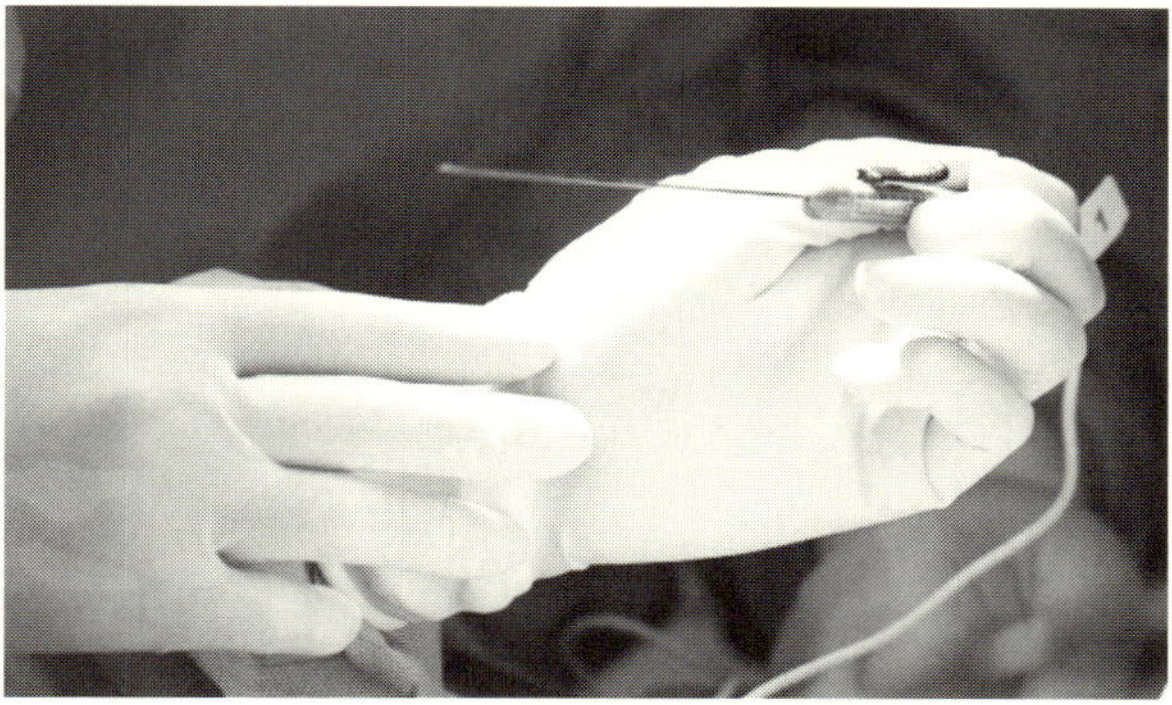

ナノナイフ治療に用いられる医療機器

「ナノナイフ治療（NanoKnife）」は身体に電極針を刺す治療法。高電圧で通電することによって、癌細胞にナノサイズの穴をあけて癌の細胞死をもたらす。

に使われるようになりました。当初は肝癌、前立腺癌に主に使われていましたが、膵臓癌の治療に有効なことが分かり、現在ではナノナイフ治療を受けている患者さんの半分が膵臓癌といわれています。

米国では、現在50台のナノナイフ治療器が稼働しています。またヨーロッパでも20台ほどが癌の治療に使われています。日本では、5台のナノナイフ治療器が導入されています。２０１４年2月より、東京医科大学病院で、臨床研究として治療が始められました。

ナノナイフの原理

ナノナイフは2～6本の針を、腫瘍を取り囲むように刺し、針と針の間に３０００ボルトの高電圧で、1万分の1秒の短時間のパルス電流を流すことによって、癌細胞に小さな穴を開け死滅させる治療法です。

針は、長さ15センチで、針の太さは1・1ミリです。針が細いため、皮膚の上から、あるいは外科的に開腹して、超音波で癌の位置を確認しながら針を進めていきます。針の先端に電気が流れる電極部分があり、膵臓癌の場合1・5センチに調節します。針と針の間隔は2センチで、癌の大きさが2センチの場合、4本の針をちょうど癌の周りを取り囲むように刺します。そうすると、針の内側だけでなく針の5ミリ外側まで通電され、約3センチの球状の範囲の細胞が死滅します。

電流を流す時間は、1回のパルス当たり100μ秒（マイクロ秒は100万分の1秒、100μ秒は1万分の1秒）ときわめて短い時間です。そのパルス電流をおよそ1秒に1回の間隔で80～160回流します。4本の針を刺した場合、電流の流れ方は6通りあり、500～1000回流します。従って電流を流している実際の治療時間は、8～16分くらいです。

ナノナイフ治療は、実験室で培養した細胞に遺伝子を入れ込む遺伝子導入に使われてきた技術「電気穿孔法《でんきせんこうほう》（electroporation）」を応用し、開発されました。

ナノナイフ治療の一般名は、「不可逆電気穿孔法《ふかぎゃくでんきせんこうほう》」（Irreversible electroporation：IRE）といいます。高い電圧で電流をたくさん流すため、細胞に空いた穴が塞がらず、細胞が死んでしまいます。しかし、癌細胞は死滅しても、正常な細胞は再生します。

ナノナイフ（NanoKnife）は、米国のアンジオダイナミクス社から市販されている不可逆電気穿孔法の機械の商品名です。

正常な臓器の場合、臓器そのものを支えている構造は、膠原線維《こうげんせんい》などの線維でできています。ナノナイフの電流はこれらの線維には全く影響がないため、細胞だけが死滅し、臓器や血管の構造は無傷です。この特性が、重要な血管がすぐ近くにある膵臓の癌の治療にナノナイフが使われる理由です。

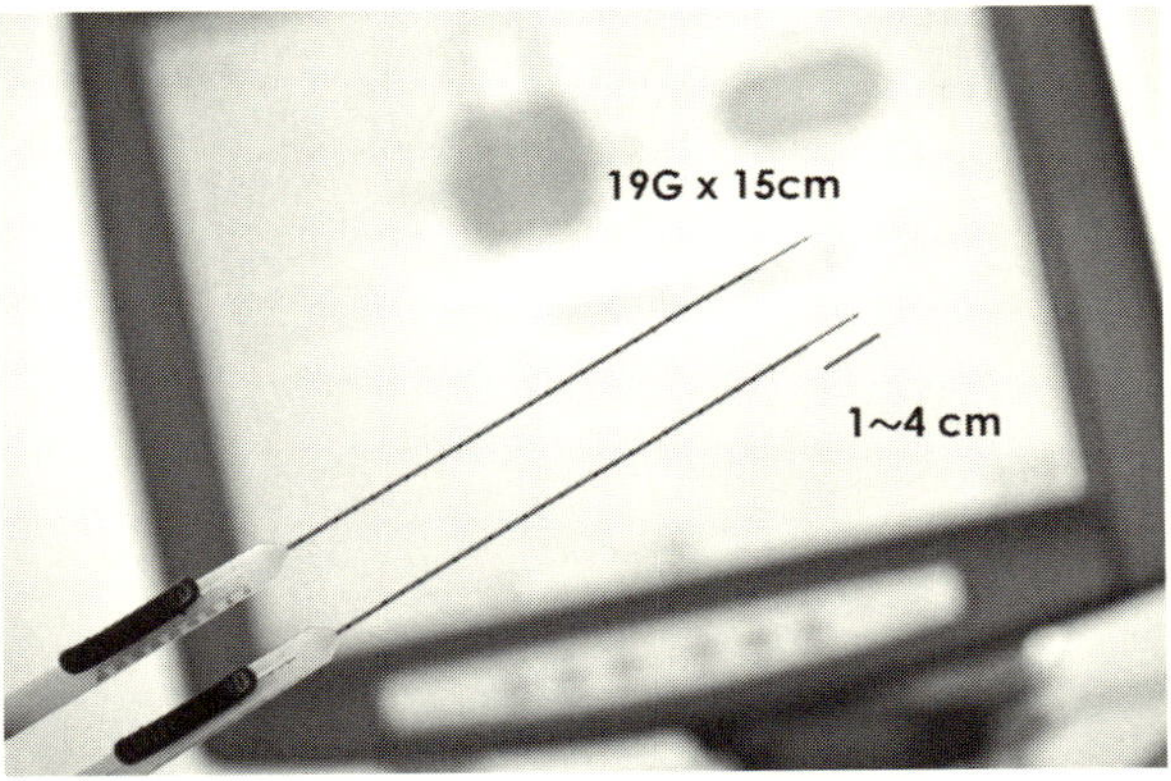

ナノナイフ治療で使われる電極針

電極針の長さは 15 センチ、太さは 1.1 ミリ（19 ゲージ）で、先端に通電する電極がついている。
膵臓癌の場合 1.5 センチに調節する。
（海外では膵臓癌以外にもナノナイフは使われている）

使われる器機

ナノナイフ治療の装置は、電流発生装置、心電図モニター、電極針で構成されています。電流発生装置は幅60センチ、奥行きが60センチ、高さ1メートルの、小型の冷蔵庫ほどの大きさです。電極の接続ポートは6個あり、最大6本まで電極をつないで治療することができます。膵臓癌の場合は4本使うことを基本としています。

この通電部分の長さは、膵臓癌の治療には通常1・5センチとしています。3センチの大きさの膵臓癌を治療する場合は、まず奥の1・5センチを通電し、それから、電極を1・5センチ引き抜き（奥の部位の通電より浅く刺してある状態）、次に浅い部分の1・5センチに通電します。

NanoKnife® System

The NanoKnife System has received FDA clearance for the surgical ablation of soft tissue. It has not received clearance for the therapy or treatment of any specific disease or condition. [510(k) Number: K080376]

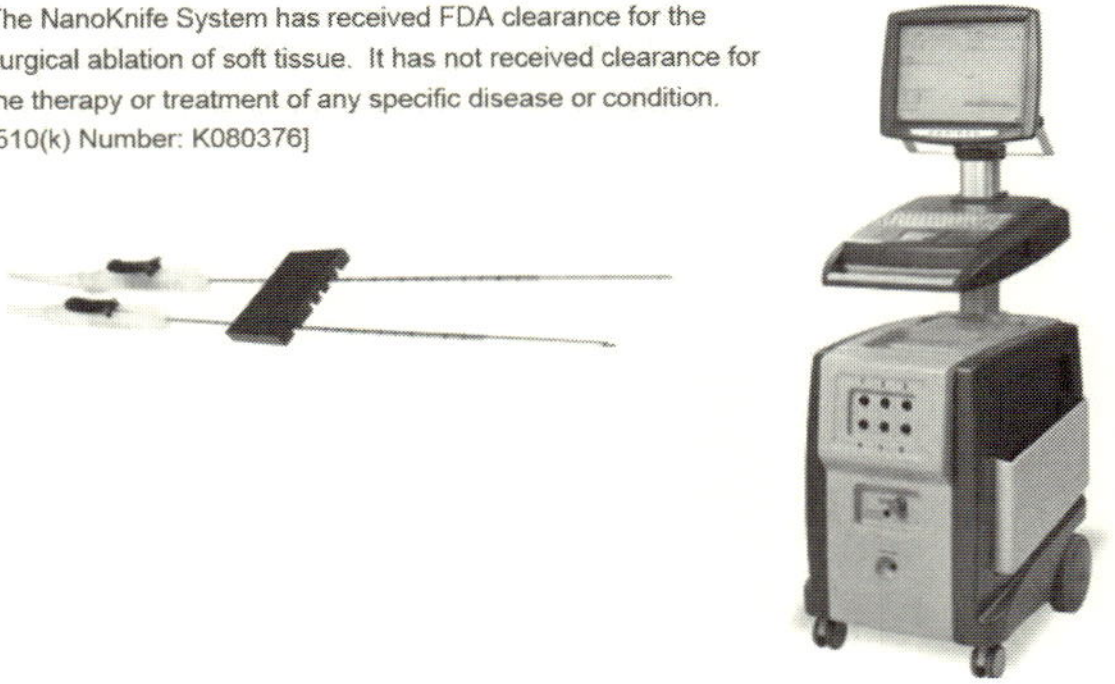

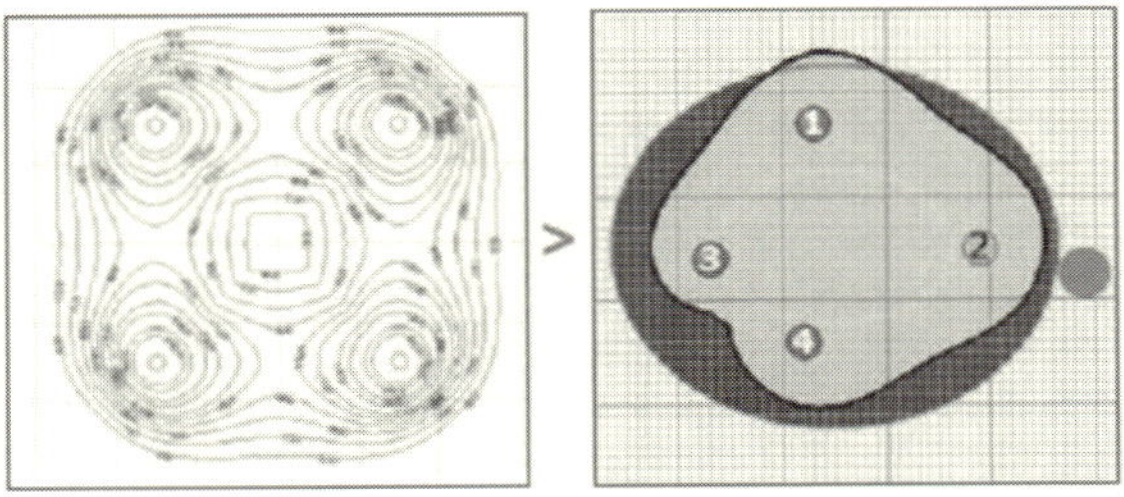

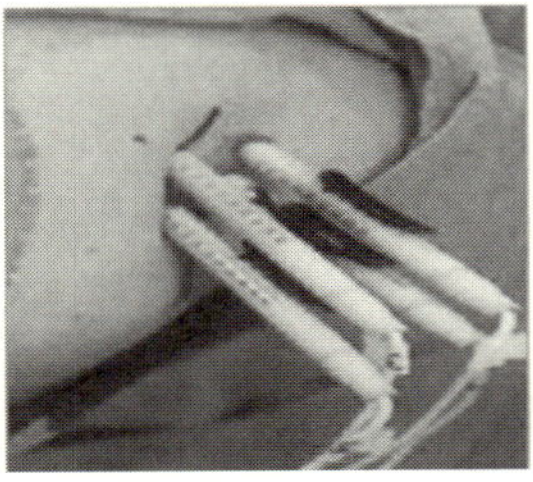

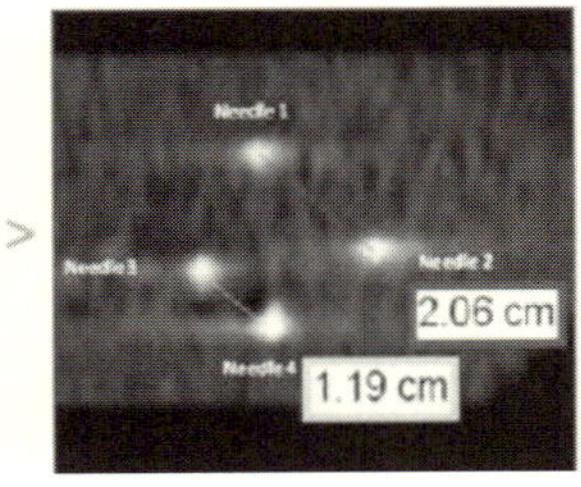

ナノナイフの電流は針と針の間だけでなく、少ないながらも心臓にも流れます。そのとき、不整脈を起こすことがあります。不整脈を起きにくくするため、心電図モニターを使って心臓の不応期（1つの刺激が心筋を興奮させたあとに、次の刺激が来ても心筋がそれに反応しない一定の期間）と呼ばれるタイミングに電流を流します。

治療の実際

1、入院期間

膵臓癌のナノナイフのための入院期間は通常10日間です。治療後の症状によって3週間になることもあります。入院の翌日にナノナイフ治療を行ない、術後の経過がよければ、治療後およそ8日ほどで退院します。

2、全身麻酔

ナノナイフ治療は、体表から針を刺す場合と、開腹して癌の部分に直接針をさす場合があります。体表から刺す場合も、開腹して治療する場合も、治療は全身麻酔下で行なわれます。気管にチューブを入れ、麻酔器で人工呼吸を行ないます。全身麻酔をかけると意識はありませんし、痛さも感じません。

同時に筋弛緩剤を静脈から注射し、筋肉のけいれんが起きないようにします。針と針の間を高圧電流が流れるとき、その一部が全身の筋肉にも流れ、一斉に筋肉の収縮が起きて、けいれんを起こすので、それを防ぐために筋弛緩剤を用います。

筋弛緩剤は短時間で効果がなくなりますので、治療が終わる頃には筋肉は正常にもどっています。

3、治療時間

手術室に入室して、全身麻酔、ナノナイフ治療、麻酔から覚めるまでの時間は2〜3時間です。実際にナノナイフ治療を行なっている時間は1時間〜2時間です。

ナノナイフ治療の適応レベル

膵臓癌のナノナイフ治療の適応は、遠隔転移や腹膜播種《ふくまくはしゅ》の無い「切除不能の局所進行膵臓癌」です。手術で切除はできないが、膵臓の周りに留まっている膵臓癌（局所進行膵臓癌）がナノナイフの適応になります。

1、「切除不能」とは？

血管への浸潤があると、切除不能となります。

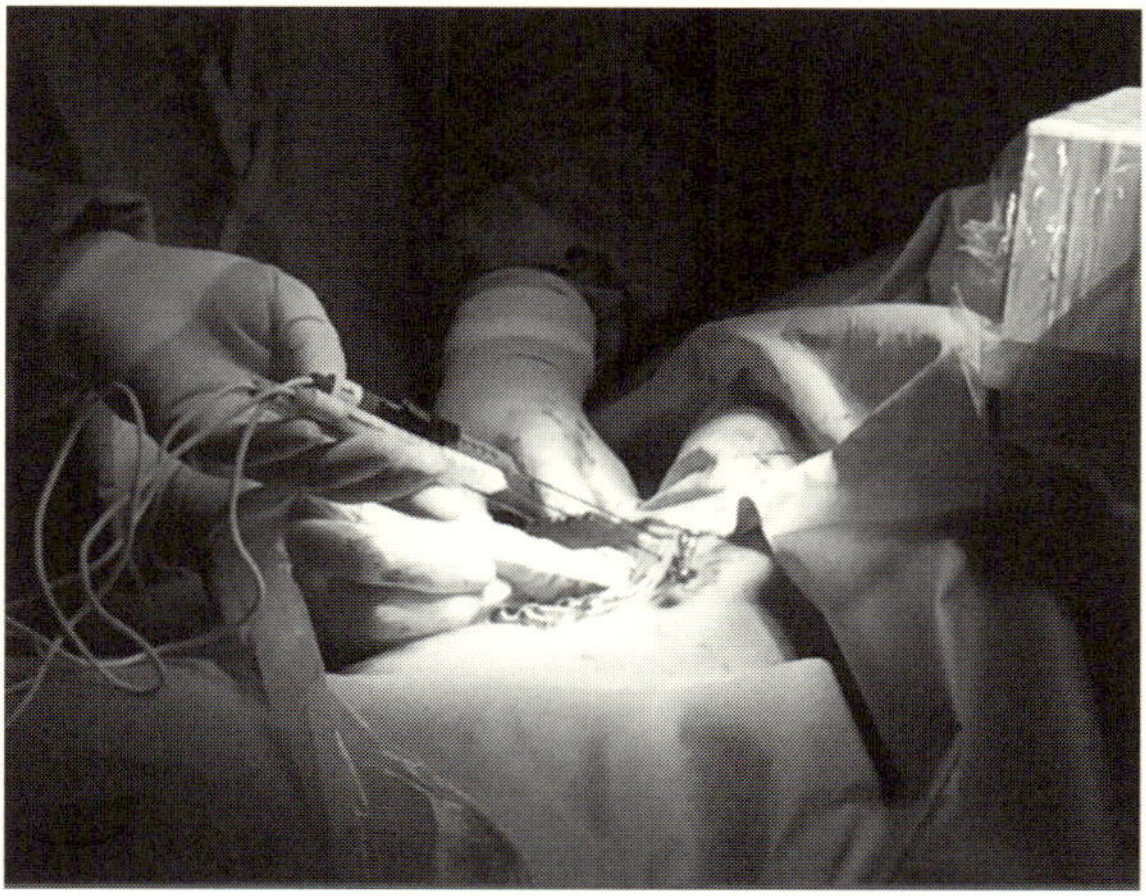

ナノナイフ治療

全身麻酔の下、皮膚の上から電極針（ナノナイフ）を刺して治療する。開腹手術ではなく、「経皮的《けいひてき》治療」という身体へ負担が少ない治療が可能。

膵臓は、太い動脈や門脈（静脈）がその近くにあります。門脈は腸から吸収された栄養を肝臓に運ぶ重要な静脈ですが、膵臓の頭部の裏側を走り肝臓に向かいます。動脈としては腹腔動脈とその枝である肝動脈と脾動脈が膵臓の上（頭側）に接しています。また、上腸間膜動脈《じょうちょうかんまくどうみゃく》が下（足側）にあります。

門脈、腹腔動脈、上腸間膜動脈に癌が浸潤する（からみつく）と、手術で癌を取り除くことができなくなります。無理に癌を血管からはがして取っても、癌細胞が血管の壁に残り手術後そこから再発します。

2、腹膜播種《ふくまくはしゅ》

膵臓の前（腹側）は腹膜という薄い膜によっておおわれています。癌がこの腹膜に浸潤すると、腹腔内（お腹全体）に拡がります。この状態が腹膜播種と呼ばれ、膵臓の癌を取り除いても、癌性腹膜炎となって再発するので、腹膜播種があると切除不能となります。

3、遠隔転移

膵臓とは離れた場所の、肺や肝臓、リンパ節に転移すると、膵臓の癌を取り除いても、身体に負担がかかるだけで、寿命が延びることがないため、外科切除の対象になりません。

4、「局所進行膵臓癌」とは？

膵臓にできて、膵臓の外に出た癌が進行膵臓癌と呼ばれます。進行膵臓癌でも遠くに転移せず、膵臓の周りに限局した膵臓癌を局所進行膵臓癌と呼びます。

ナノナイフは電極針で取り囲んだ範囲の癌細胞を殺傷するので、膵臓に限局した局所進行膵臓癌が治療の対象となるわけです。

日本での膵臓癌の進行度の区分けは、遠隔転移の無い「切除不能局所進行膵臓癌」は「ステージⅣA」の膵臓癌と呼ばれます。転移がある場合が「ステージⅣB」です。（日本とアメリカの癌の区分け、ステージレベルは違います。24頁参照）

治療効果（有効性）

膵臓癌のナノナイフの治療効果は、1、ダウンステージングと、2、長期延命効果の2つです。

1、ダウンステージング

切除不能局所進行膵臓癌はステージⅣAですが、ナノナイフ治療によって「切除可能」なステージⅢまで改善する効果があります。アメリカでは、このダウンステージングにより、ナノナイフ治療に引き続いて切除したり、ナノナイフ治療後1〜3

カ月して膵臓癌の切除手術を行ない、根治をめざします。膵臓癌は、切除できたように見えても癌が触手を伸ばすように広がっている場合があるためです。

膵臓癌は比較的小さいうちから、門脈、腹腔動脈、上腸間膜動脈に浸潤して切除不能となります。ナノナイフ治療によって、それらの血管にからみついた癌細胞を殺すことによって血管と癌を切り離すことができるようになります。

米国ルイビル大学のDr.マーチンのデータでは、２００例の切除不能局所進行膵臓癌をナノナイフで治療したところ、50例（25％）が切除できたと報告しています。

2、長期延命効果

ナノナイフ治療によって、膵臓癌のほとんどの癌細胞を死滅させることにより、膵臓癌の進行を食い止め、長期延命を図る効果です。ナノナイフの治療後は抗癌剤の投与を行ない、膵臓の外に転移した癌が出てくるのを抑えることによって、延命

Papers of the 135th ASA Annual Meeting

Treatment of 200 Locally Advanced (Stage III) Pancreatic Adenocarcinoma Patients With Irreversible Electroporation

Safety and Efficacy

Robert C. G. Martin, II, MD, PhD, FACS, David Kwon, MD, FACS,† Sricharan Chalikonda, MD, FACS,‡ Marty Sellers, MD, MPH, FACS,§ Eric Kotz, MD,¶ Charles Scoggins, MD, MBA, FACS,* Kelly M. McMasters, MD, PhD, FACS,* and Kevin Watkins, MD, FACS||*

全生存期間: 24.9 ヶ月 (4.9-85 ヶ月)

局所再発: 3%

合併症: 45 イベント (Grade 3 以上)

アメリカで発表されたナノナイフの成果

上記は、世界で最もナノナイフ治療をしている、アメリカのDr. マーチンの論文。

米国ルイビル大学の Dr. マーチンのデータでは、200 例の切除不能局所進行膵臓癌をナノナイフ治療したところ、50 例（25%）が切除できたと報告。

（指標が、アメリカのステージⅢは日本のステージⅣA）

全生存期間：（平均）24.9 カ月（4.9 ～ 85 カ月）

通常の２倍（85 カ月は７年以上で、５年生存率と 10 年生存率はほぼイコールであり、完治とみなされる）

局部再発：３％

合併症：45 イベント

（アメリカの癌の指標でグレード３以上）

論文：Ann Surg 2015;262:486-494

を図るものです。

ナノナイフで治療した膵臓癌患者さんの、全生存期間（診断から死亡までの期間）の平均は24カ月（2年）であり、抗癌剤治療だけの12カ月の約2倍の延命効果が期待できます。

合併症（副作用）の可能性

ナノナイフの膵臓癌治療の合併症は、次のものが考えられます。

1、治療中に手術室で見られる合併症

①不整脈

膵臓癌の部分に刺した針の間には多くの電流が流れますが、そこから10～20センチ離れた心臓にも電流が流れます。そのため心房細動《しんぼうさいどう》や心室細動《しんしつさいどう》などの不整脈が起

きることが動物実験で確かめられています。特に心室細動は致命的になることもあるので、起きないように予防します。心電図をモニターして不整脈が起きにくいタイミングのみに電流を流す、「心電図トリガー」という方法を使い、不整脈が起きないようにします。万が一心室細動が起きた場合には、電気ショックによる除細動器《じょさいどうき》を使い治療します。

② 高血圧

ナノナイフの電流を流し始めてしばらくすると、多くの場合血圧が上がります。ときに最高血圧が２００近くに上がることがあります。その場合には血圧を下げる薬を点滴の中に入れて治療します。血圧が下がるまで、電流を流すのを止めて数分間待つ場合もあります。

血圧が上がる原因は良く分かっていませんが、電気刺激によって交感神経が刺激されるためと考えられます。

③ 出血

ナノナイフ治療が終わると針を抜きますが、針穴から出血することがあります。そのため、手術医が手で圧迫して止血します。

2、治療後に見られる合併症

① 腹痛

ナノナイフの治療後、麻酔から覚めた後に腹痛を訴える患者さんが20~30%に見られます。鎮痛剤の座薬や注射で治まり、1~2日で軽快します。

② 膵炎

ナノナイフで通電する範囲に正常の膵臓も一部含まれるため、正常の膵臓の細胞が障害を受け、膵炎が起きることがあります。膵臓癌のナノナイフを行なった患者さんの10~20%に見られます。そのため、予防的に膵炎の治療薬を注射して予防します。それでも膵炎が起きた場合は、絶食して膵臓を休ませ、点滴で栄養を補給します。そのため入院期間が1～2週間延びることがあります。

③ 出血

ナノナイフ治療後、1週間から1カ月経過して十二指腸から出血することがあります。ナノナイフ治療によって細い動脈が障害され、仮性動脈瘤を作って十二指腸に出血するためです。頻度は10％以下ですが、出血量が多い場合にはカテーテルを使って止血術を行ないます。

④ 血栓

膵臓癌は、しばしば門脈という静脈に浸潤します。膵臓癌をナノナイフで治療すると浸潤した門脈の中に血栓（血液が固まったもの）を作ることがあります。血栓が大きくなると門脈の血液の流れが悪くなるので、血栓を溶かす薬を点滴や飲み薬で投与し、治療する必要があります。

森安医師が行なったナノナイフ治療

2016 年 6 月までの実績

①東京医科大学病院にて（2016 年 3 月まで）

1、膵臓癌に対して：８例

そのうち開腹しての治療：４例

開腹せず経皮的な治療　：４例

2、肝癌に対して：20 例

②山王病院（2016 年 4 ～ 7 月まで）

1、膵臓癌に対して 24 例

すべて経皮的治療で実施

2、肝癌に対して：2 例

⑤ 膿瘍《のうよう》

膵臓癌が十二指腸に浸潤している場合、癌をナノナイフで治療すると、癌が壊死《えし》し、そこに細菌が入り膿瘍（感染）を作ることがあります。抗生物質を投与して治療します。

今までに治療した患者さん

森安史典医師は、膵臓癌へのナノナイフ治療を、前任の東京医大学病院では、２０１６年３月までに８例を治療しました。４月より山王病院に移り、２０１６年４～７月末現在で、24例に治療を行ないました。治療した患者さんは、地元の病院で引き続き化学療法を受けています。ナノナイフ治療の後、癌は小さくなり、６カ月後にはほとんど認められなくなった例も出ています。

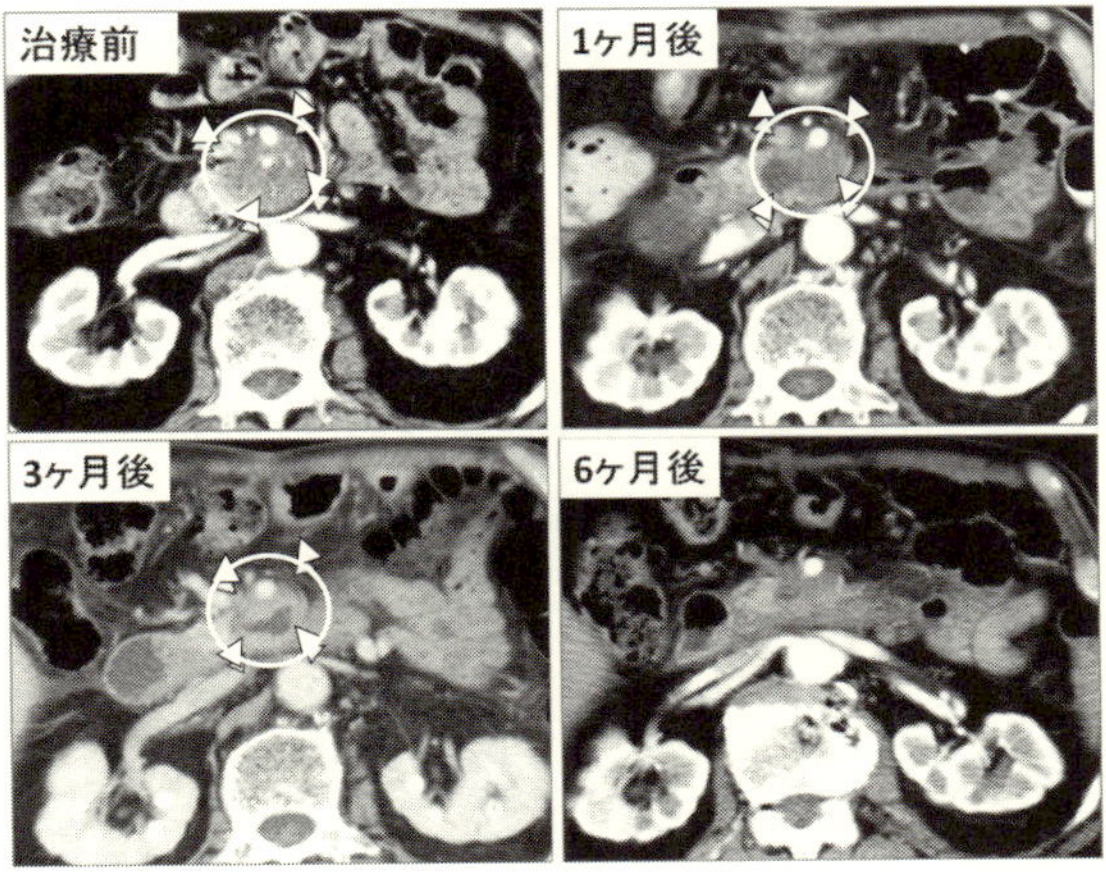

ナノナイフ治療前後のＣＴ像

膵臓癌は、白い○と四つの△で囲まれた範囲。
治療後、癌は小さくなり、6 カ月後にはほとんど分からなくなっています。

ナノナイフ治療を希望される患者さんへ

ナノナイフによる治療は、現在（２０１６年８月）、保険適応になっていませんので、健康保険は使えません。

２０１６年4月から、山王病院（東京都港区赤坂）で、がん局所療法センターが開設されました。ナノナイフ治療は自費診療で行なわれています。

東京医科大学病院では、肝癌と膵臓癌のナノナイフ治療の臨床研究をしています。臨床研究においては、治療にかかる費用は大学の研究費で負担されますが、臨床研究に参加するためには厳しい適応基準があり、また研究費の予算枠もあるので、対象になる患者さんの数に限りがあります。

外来受診時に、現在かかっている主治医から紹介状（医療情報提供書）とＣＴのデータ（CDに焼いたもの）をお持ち頂くと、外来で検査をする必要がなく、適応の決定が早くなります。

順和会　山王病院（東京都港区赤坂8―10―16）
ナノナイフ外来　電話　03―3402―3151（代表）
森安史典医師　外来時間　火曜日・木曜日　午前・午後（2016年7月現在）

東京医科大学病院（東京都新宿区西新宿6―7―1）消化器内科外来
受診される方は事前に電話でご相談ください。
東京医科大学病院　内科外来受付電話　03―3342―6111（代表）

次章はナノナイフ治療で最先端を行く、山王病院がん局所療法センター・森安史典医師への核心をついたインタビュー内容です。

第３章　森安史典医師へのインタビュー

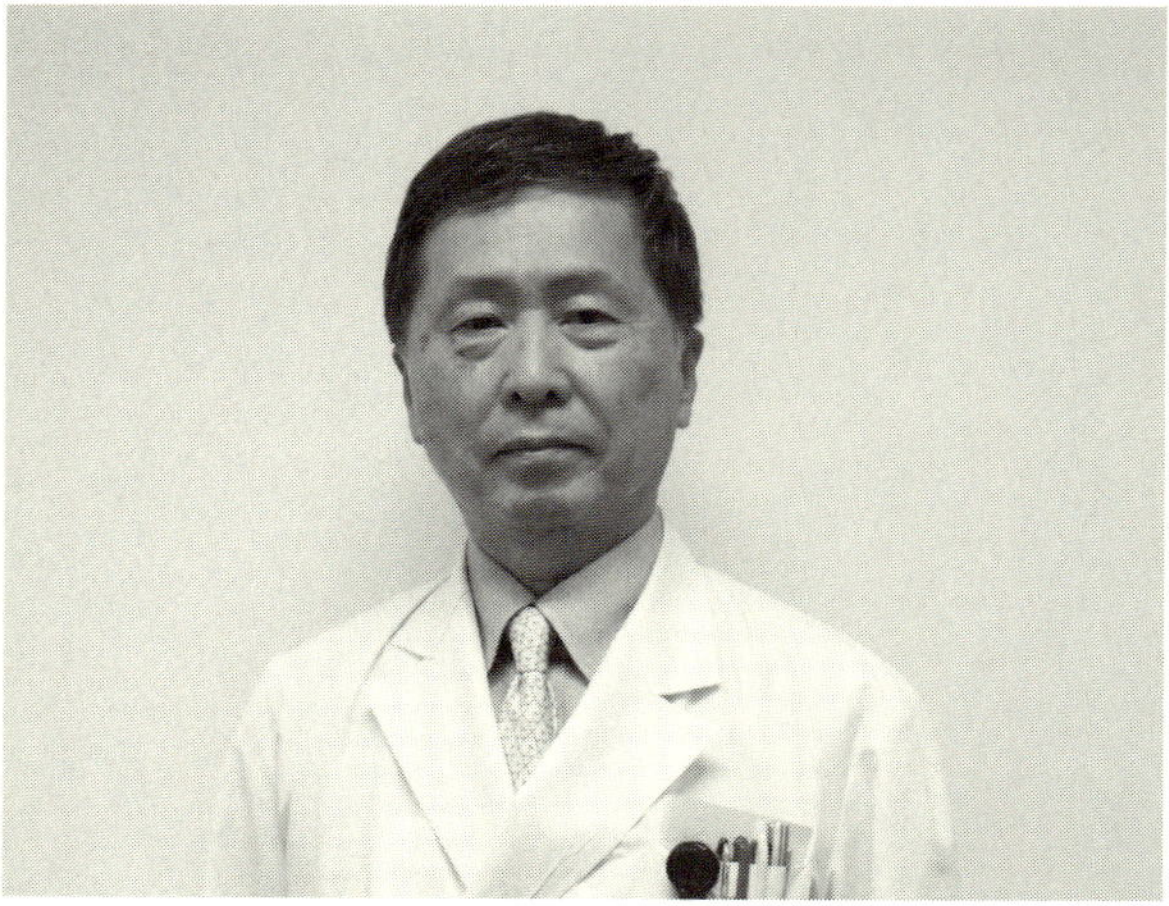

森安《もりやす》 史典《ふみのり》 医師（消化器内科）

順和会　山王病院　がん局所療法センター長

２０１６年３月、前東京医科大学病院消化器内科教授退任、同年４月より山王病院がん局所療法センター長

国際医療福祉大学教授・東京医科大学名誉教授

１９７５年、京都大学医学部を卒業以来、消化器疾患、特に肝胆膵疾患の腫瘍性疾患の診断と治療を専門。長年、低侵襲治療を研究。肝臓癌、膵臓癌の超音波診断と局所治療を専門とし、肝臓癌のラジオ波焼灼術を日本で初めて導入。さらに肝臓癌、膵臓癌へのナノナイフ治療を日本で最初に始める。森安医師が導入した治療法は必ず日本で標準的な治療になると評される。２０１６年４月より、山王病院でがん局所療法センター長として、癌の局所治療の診療にあたっている。

手術不能な膵臓癌に最先端治療

膵臓癌の怖さと期待の最新治療

――膵臓癌は早期に診断することが困難で、膵臓周囲だけではなく転移しやすく、さらに化学療法や放射線治療が効きにくいことから、「治りにくい癌（難治癌）」、「最強最悪の癌」ともいわれています。その膵臓癌に対する新しい治療法として、「ナノナイフ治療」は患者さんに希望を与えるものと思われます。この治療の日本のパイオニアである森安先生に解説をお願いします。

森安　ナノナイフ治療は、細い電極針で癌を取り囲むようにさし、高電圧で通電することによって、癌細胞にナノサイズの穴を空けて細胞死させる治療法です。

現在、山王病院に「がん局所療法センター」を作り、膵臓癌と肝臓癌のナノナイフ治療を行なっています。ナノナイフ治療は外科とチームでやっていますが、治療計画を立て実際に針をさして通電する治療は、私がすべて行なっています。

膵臓癌へのナノナイフの治療は、前任の東京医科大学病院では、２０１６年３月までに８例を治療しました。４月より山王病院に移り、２０１６年４～７月末現在で、24例に治療を行ないました。山王病院に移ってからは、治療に使える時間が増え、症例数が伸びています。

私は消化器内科ですので、肝臓癌《かんぞうがん》、膵臓癌《すいぞうがん》にナノナイフを使っていますが、海外での症例報告を見ると、これから他の部位に適応が広がっていくと思います。

――膵臓癌はなぜ、難治癌といわれるのですか。

森安　膵臓癌の場合、最初の症状は軽い人が多いのです。黄疸《おうだん》が出る、少し痛みがあるといった程度の症状があって受診して血液検査をする。そしてよく調べてみると、2~3センチくらいの癌が見つかるケースが多いのです。2センチというと、胃癌にしても肝臓癌にしても、比較的早期の癌です。

しかし、膵臓癌の場合は、この大きさでも、もう、血管にからんでいて手術はできないので、あとは抗癌剤での治療となります。今は、良い抗癌剤がありますから、確かに、6割、7割の人には効きます。しかし、半年すると薬が効かなくなって、寿命としては1年というケースが多くあります。

――膵臓癌と分かってから、いきなり余命1年の宣告ですか。

森安　そうです。抗癌剤治療の場合、平均余命が12カ月くらいです。ある日、ちょっと、胃がしくしくするので病院に行ったら、膵臓癌とわかり、「癌は2センチと小さいですが、膵臓癌なので手術はできません。抗癌剤治療をして、ちょっとつらいけど、

1年は持ちますから」と医師から言われて、納得できる人はいないでしょう。

そこで、何とか膵臓癌を治す方法がないかと求められています。最近は、腫瘍マーカーで、段々と早期の膵臓癌が見つかるようになりました。診断が進歩しているのだから、治療法も進歩しないといけないと思います。

基本的にナノナイフ治療を行なうのは、ステージⅣAといって、血管にからみついているなど切除不能の「**局所進行膵臓癌**《きょくしょしんこうすいぞうがん》」です。局所なのになぜ「進行」かというと、癌が膵臓内にとどまっていないからです。

癌は膵臓のあたりには留まっているが、膵臓の外側にも出ている状態です。膵臓のすぐ外側には太い血管がありますが、そこに浸潤《しんじゅん》している（膵臓から外に出ている）ということです。癌の症状として黄疸《おうだん》が出ることがありますが、胆管が膵臓のすぐ裏側を走っていますので、胆管が塞《ふさ》がれると黄疸が出るのです。

癌の進行度を示す指標でいうと、膵臓内にとどまっているものがステージⅢで、

ナノナイフ治療の適応

①遠隔転移や腹膜播種《ふくまくはしゅ》がない
（腹膜に種がまかれるように広がった状態）

つまり「切除不能の局所進行膵臓癌」

②パフォーマンスステータス（全身の状態の指標）が PS0、PS1 である
↓

全身状態の指標　パフォーマンスステータス（ＰＳ）

ＰＳ０：まったく問題なく活動できる。発症前と同じ日常生活が制限なく行なえる。

ＰＳ１：肉体的に激しい活動は制限されるが、歩行可能で、軽作業や座っての作業は行なうことができる。

ＰＳ２：軽い家事、事務作業、歩行可能で、自分の身のまわりのことはすべて可能だが、作業はできない。日中の 50%以上はベッド外で過ごす。

ＰＳ３：限られた自分の身のまわりのことしかできない。日中の 50%以上をベッドか椅子で過ごす。

ＰＳ４：まったく動けない。自分の身のまわりのことはまったくできない。完全にベッドか椅子で過ごす。

癌が外に出ているものがステージⅣＡです。次のステージⅣＢでは、癌が膵臓以外の肝臓、肺、リンパ節など遠隔転移している状態です。

膵臓癌ではなぜ切除不能が多いのか

では、なぜ膵臓癌が切除不能のケースが多いのかというと、膵臓は、胃や肝臓とくらべると薄く小さい臓器で、周囲には大切な血管が多く走っていて、手術しにくいのです。もう少し詳しく説明しましょう。

膵臓は胃の後ろ側にあります。膵臓は、膵頭部《すいとうぶ》、膵体部、膵尾部の３区画に分けられ、膵頭部を十二指腸が取り巻いています。膵臓では、膵液《すいえき》という消化酵素が作られ、膵管《すいかん》をとおって十二指腸に出されます。

また、肝臓で作られた胆汁は、胆嚢《たんのう》に入り濃縮《のうしゅく》され一時的にたくわえられます。

体内に取り入れた食べ物が十二指腸までくると、胆汁が、膵頭部の裏側にある胆管から十二指腸に流れ出ます。

ところで、大部分の消化器への血流は、腹腔動脈《ふくくうどうみゃく》、上腸間膜動脈《じょうちょうかんまくどうみゃく》、下腸間膜動脈《かちょうかんまくどうみゃく》という3本の動脈から供給されています。

腹腔動脈は、主に食道、胃・十二指腸、肝臓、胆嚢、膵臓、脾臓に血液を送り、上腸間膜動脈は、主に膵臓、十二指腸、小腸の大部分、大腸の前半部分までに血液を送り、下腸間膜動脈は、大腸の後半部分に血液を送ります。

膵臓の周辺には、腹腔動脈と上腸間膜動脈が走っています。腹腔動脈は、脾動脈《ひどうみゃく》と総肝動脈《そうかんどうみゃく》に分かれ、総肝動脈は、さらに胃十二指腸動脈《いじゅうにしちょうどうみゃく》（膵頭部にいく血管）と固有肝動脈《こゆうかんどうみゃく》（肝臓に分かれていく血管）に分かれています。

癌が膵臓の膵頭部《すいとうぶ》（十二指腸側）から外に浸潤すると、腹腔動脈にからみついてしまいます。この部分を手術で切除してしまうと肝臓に血流が行かなくなるので、切除できません。

また、癌が膵臓から腸の方へ向かうと、腸に行く上腸間膜動脈《じょうちょうかんまくどうみゃく》と腸から血液が戻ってくる静脈の門脈《もんみゃく》に浸潤して、やはり切除ができなくなります。門脈は静脈ですから、足の静脈を持ってきて再建することはできます。しかし、上腸間膜動脈は切ってしまうと腸が壊死してしまいますから、これも切除ができません。

膵臓の裏側には胆管があり、門脈も裏側を通って肝臓につながっていますから、癌が膵臓の裏側に浸潤すると、胆管が閉塞して胆汁が流れなくなり、黄疸《おうだん》が出ます。自覚症状がないのに黄疸が出て膵臓癌が見つかるのは、こういうケースです。

腹腔内に癌が広がった状態を「腹膜播種《ふくまくはしゅ》」といいます。播種とは「種をまく」という意味で、種をまいたように癌細胞が腹膜に散らばることから名付けられています。胃・十二指腸・肝臓・膵臓・小腸・大腸などの腹部内は、腹膜でおおわれた形

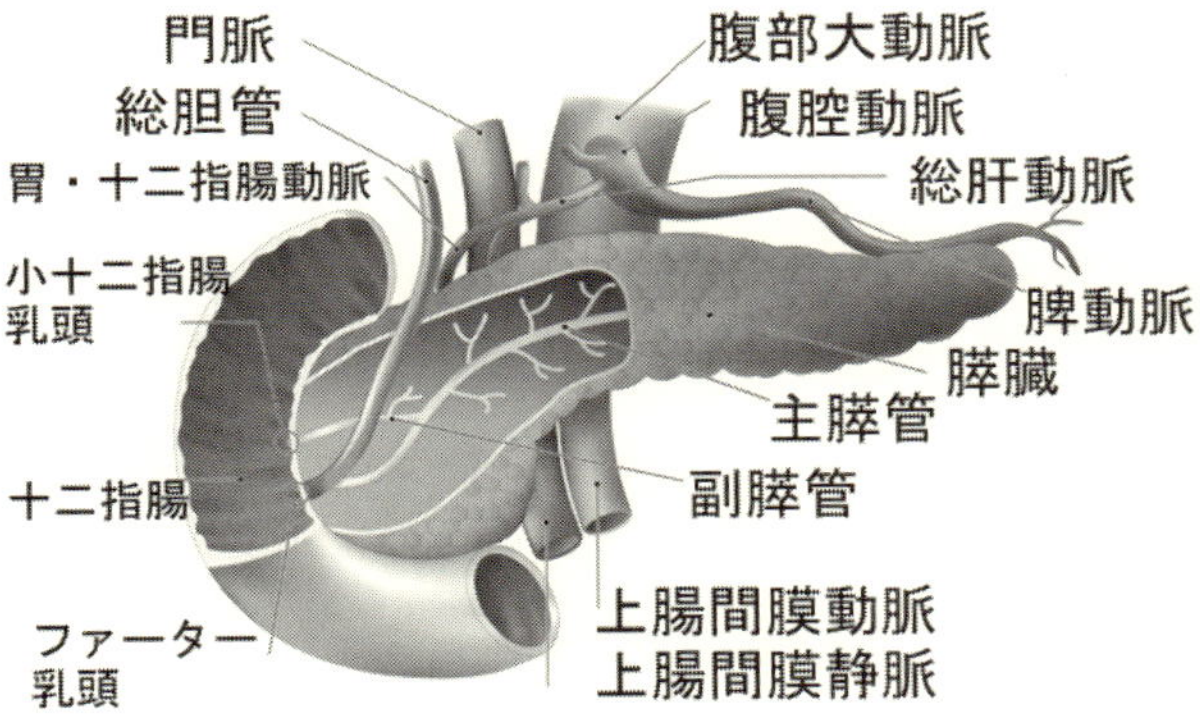

膵臓と周辺の血管

膵臓の周囲には大切な動脈が密集しているので、癌が膵臓の外にまで広がってしまうと切除が難しい。

で存在しているので腹膜播種が起こると、複数の臓器への転移も起こる可能性が高くなります。膵臓の癌が他の臓器へ、他の臓器の癌が膵臓へと転移するのです。

また、もともと腹腔の中には少量の腹水があり、臓器どうしで摩擦が起こらないように、潤滑油の役割を果たしています。

腹膜播種で怖いのは、腹膜内に癌が広がり腹水がたまってしまうことです。こうなると、胃腸の活動が低下して食欲がなくなり体力が低下していくと同時に抗癌剤が効きにくくなります。


このように、膵臓癌では、癌がどの方向に浸潤（進行）しても、それが小さい癌であっても切除ができない難治療になってしまうのです。

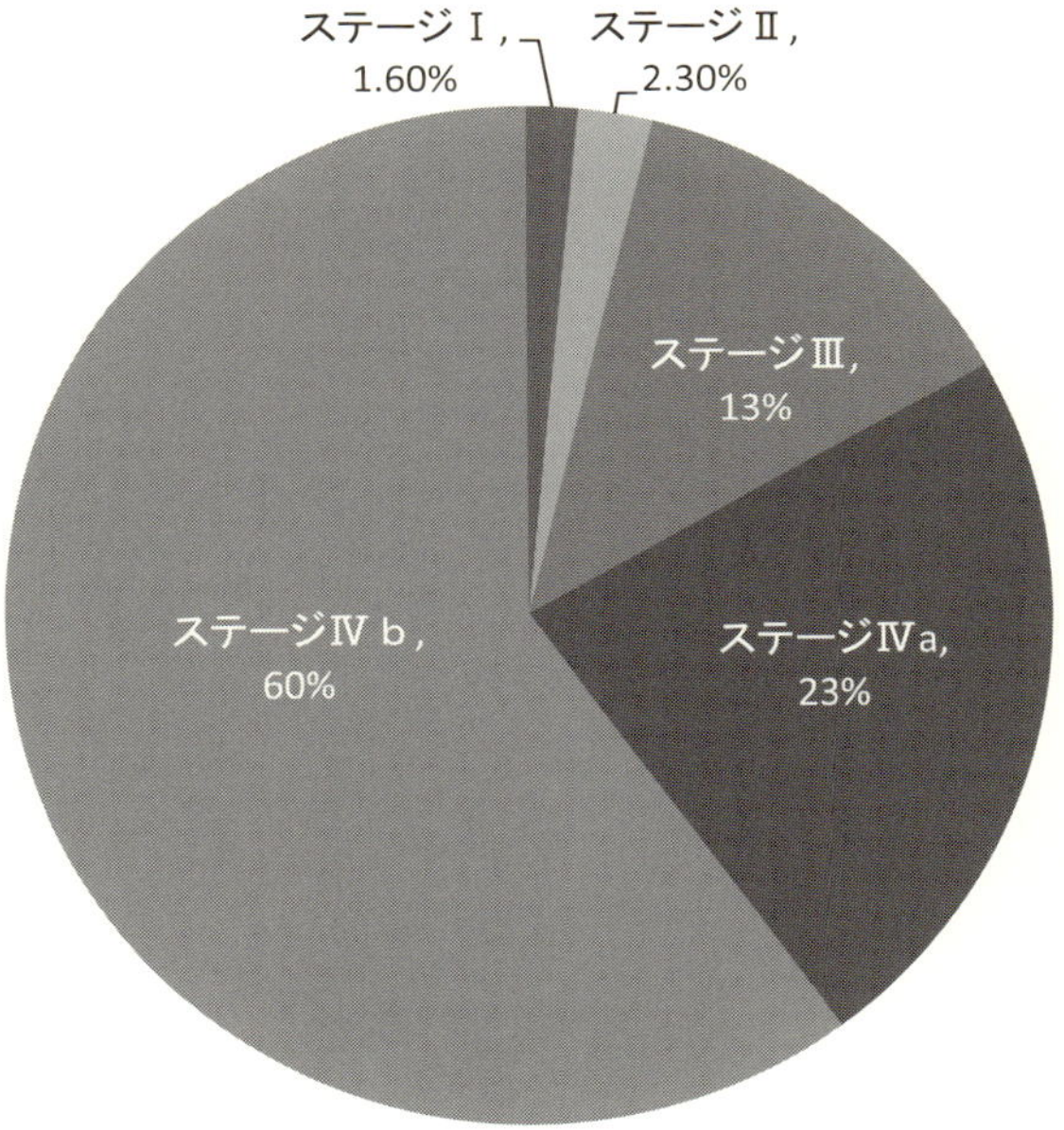

膵臓癌診断時　ステージ別割合

ほとんどの膵臓癌が、進行癌（ステージⅣ）で発見されています。

出典：『膵癌全国登録調査報告 膵臓 18: 101-169, 2003』
大阪がん循環器病予防センターＨＰ

膵臓癌の外科手術対象者

日本人で年間、膵臓癌になる人は３５０００人くらいで、そのうちステージⅣＡの患者さんは1万人くらいです。この患者さんたちがナノナイフ治療の対象になります。しかし、膵臓癌のステージⅢでもさまざまな条件から実際に切除できたという人は、実に10～15％しかいないのです。

これだけ、人間ドック、腫瘍マーカー、ＰＥＴ検査といろいろ行なう人が多くなったというのに、膵臓癌と診断された人の10～15％しか、切除対象にならないのです。

その手術ができて癌を切除した人のうち、さらに20％しか5年生存していないのです。つまり、膵臓癌と診断された人全体の３％～４％しか5年生存していないということです。膵臓癌はそれだけ厳しい状況です。

ナノナイフ治療の実際

①入院期間：10 日ほど

②全身麻酔

③治療時間：装置の設置などを合わせても
　約 1 時間程度

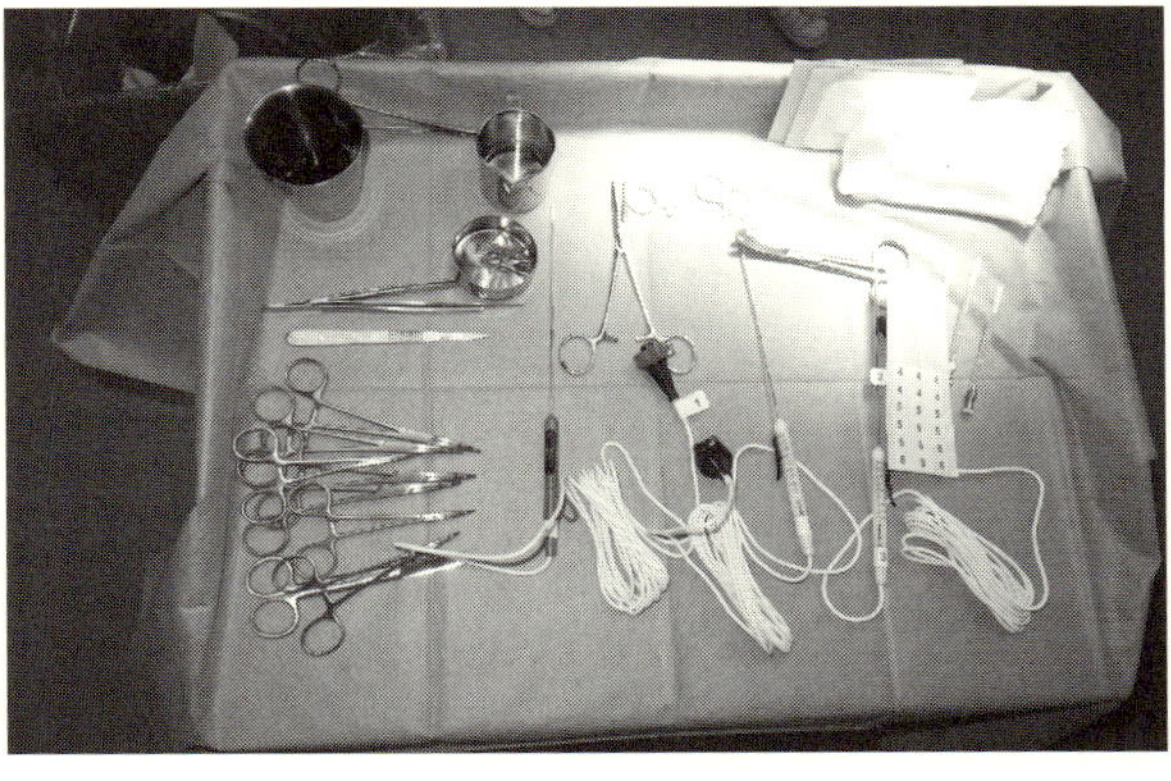

ナノナイフ治療の器具

ナノナイフ治療には特殊な器具が使われるが、外科手術に比べて用意される治療道具はとてもシンプルである。

２０１６年1月、国立中央がん研究センターが10年生存率を公表しました。乳癌や胃癌は、ステージⅠで10年以上生存されている方が9割近くいます。しかし、膵臓癌の場合は、同じステージⅠでも10年生存率はなんと4・5%でした。5年生存率も、5%くらいです。5年生存率と10年生存率とがあまり変わらないということです。生存率が4~5%と非常に低く、本当に厳しい状況です。

ナノナイフの適応は局所進行膵臓癌《きょくしょしんこうすいぞうがん》

――現在、肝臓癌の標準的な治療として位置づけられている「ラジオ波焼灼術《しょうしゃくじゅつ》」は、日本では森安先生が初めて導入されたそうですが、「ナノナイフ治療」は膵臓癌の患者にとって希望の治療法となりますか。

森安　ナノナイフ治療は、重粒子線治療や陽子線治療などの放射線治療と同じく、

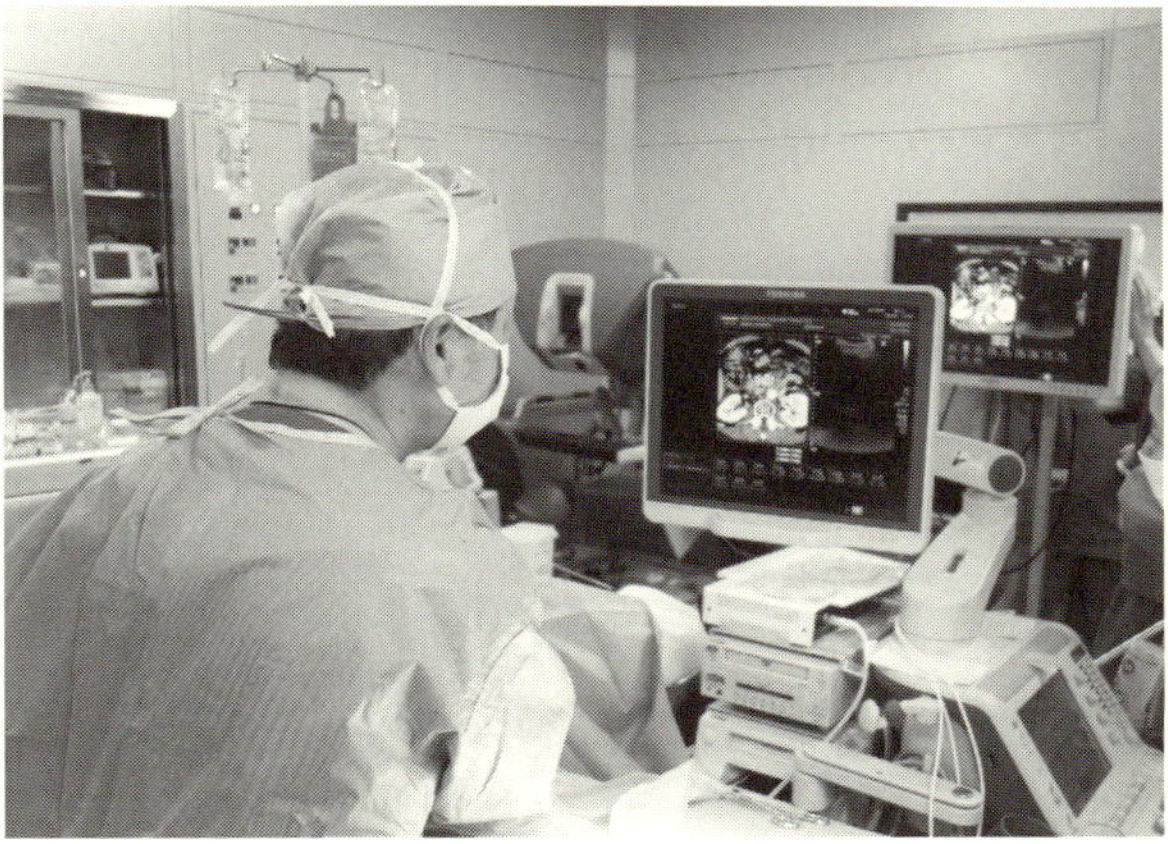

森安医師のナノナイフの治療の様子

モニターで、癌の位置を確認しながらナノナイフ治療を行なう。体内の癌の位置の確認には、超音波とＣＴ検査の画像を合成させた特殊な画像データを使う。

ナノナイフ治療は、特殊な医療機器が必要で、さらに医師側の技術や経験が揃ってはじめて可能となる治療。

外科手術のように切ることによる体力消耗がないのが、大きな特徴で、今後、幅広く膵臓以外の癌治療での活用が期待される。

局所治療です。しかし、一般の放射線治療の治療範囲はかなり広いですから、ピンポイントとは言い難いところがあります。

肝臓の局所治療として、針をさして治療するラジオ波焼灼術は、全国で多く実施されています。ラジオ波とは、ＡＭラジオなどの周波数に近い周波数約４５０キロヘルツの高周波のことで、他の医療機器（電気メスなど）に使用される高周波と同じものです。

しかし、現状の膵臓癌の局所療法は、ナノナイフ治療以外にはないといえます。膵臓癌でも、ラジオ波焼灼術が一時試みられたことがありますが、熱による灼療なので、血管や十二指腸に非常に合併症が多く、膵臓癌に対してラジオ波焼灼術はもう行なわれなくなりました。

その代わりに、ナノナイフ治療が開始されました。電気を通して治療するという

癌患部に通電して治療

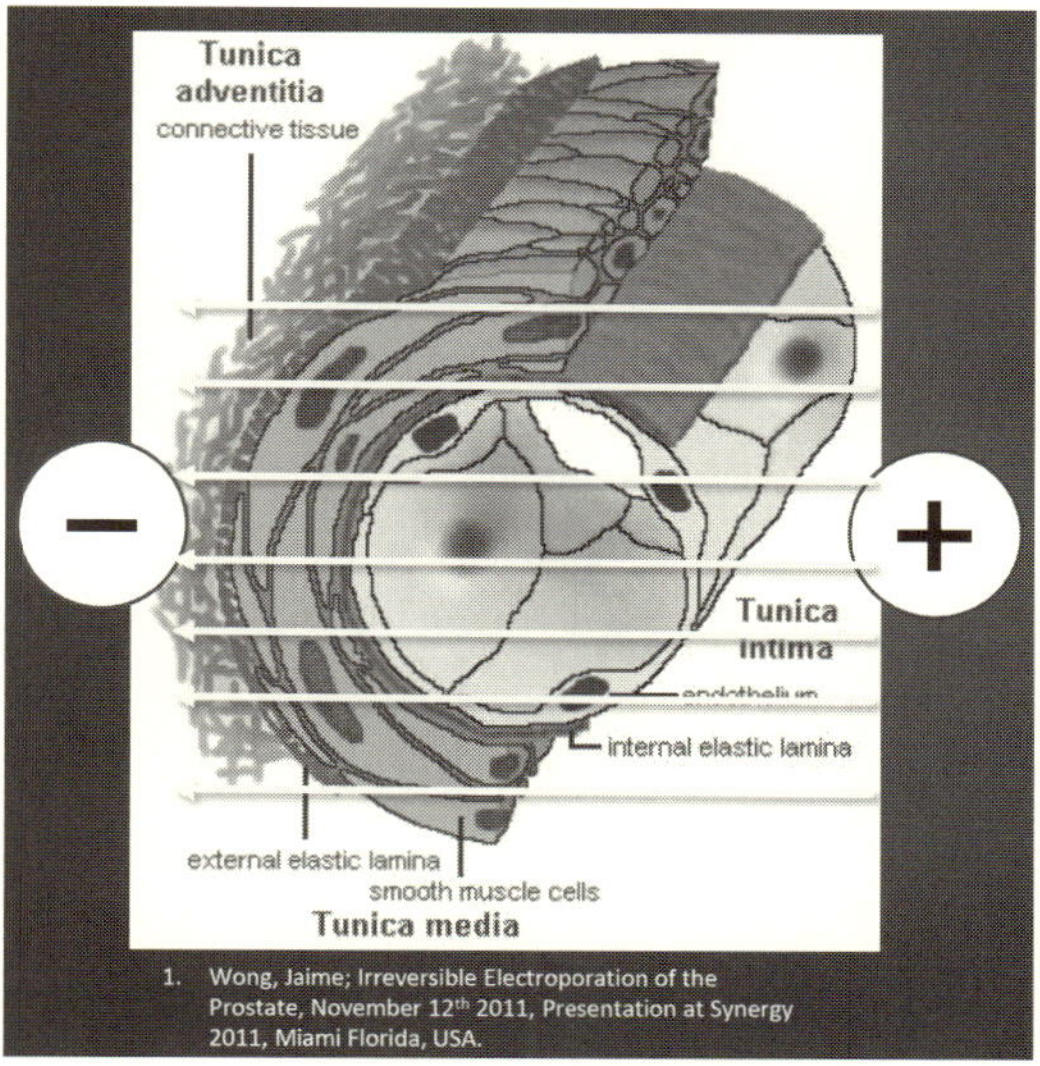

結合組織とは、体を構成する組織の分類のひとつで、体の中のさまざまな部分の形を維持したり、すき間を埋めたりといった多様なはたらきをする。その結合組織の中で、最も重要なものが膠原繊維《こうげんせんい》である。

ナノナイフ治療では、治療後も膠原繊維などの繊維で構成される臓器の構造は保たれるという特性がある。

通電により、細胞にナノサイズに穴が空き、後で正常細胞は再生し、癌細胞のみ死滅する。

点はラジオ波に似ていますが、ナノナイフ治療では、熱を発生させないで細胞死だけをおこして、臓器の構造は保たれる、線維性の構造は保たれます。細胞にナノサイズの穴が空《あ》き、癌を死滅させます。癌細胞だけに穴が空くのではなく、正常細胞にも穴が空くのです。

――癌細胞は死滅して、正常な細胞は再生されるということですか。

森安　血管、消化管、神経線維など、線維でできている構造は壊さないで、そこにある細胞だけを死滅させるという、非常にユニークな治療法です。細胞の病気には最適です。細胞の病気で一番代表的なものが、癌ということになります。

癌は、もともと正常な細胞から遺伝子が変異したものです。発癌遺伝子が作用し、癌抑制遺伝子が壊れて、不死化するわけです。

ナノナイフ治療（NanoKnife）の特性

・細胞はアポトーシスにより常に新陳代謝を繰り返しているので、通電しても再生する。
（アポトーシスとは「細胞の自然死」、あらかじめプログラムされた細胞死のこと）

・繊維でできた臓器の構造は保たれる。

・ヒートシンク効果（Heat sink effect）を受けない。
ヒートシンク効果とは、癌を熱で焼灼して癌を死滅させる治療法（例えばラジオ波焼灼法など）で、癌部位に熱を加えようとしても、近くの血管（血液が流れている）へ熱が逃げてしまい、必要な熱量が癌患部で保てないことをいう。

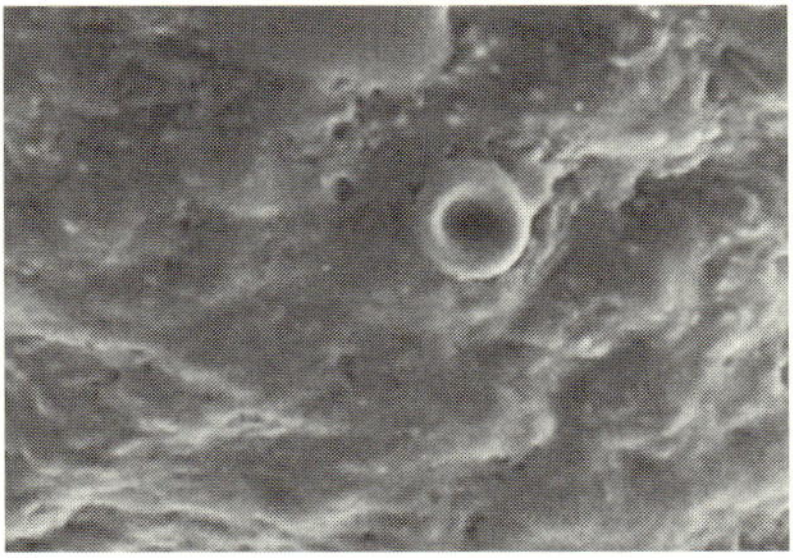

ナノナイフの高圧電流によって、10万分の1ミリの穴が細胞に空き、癌細胞が死滅する。

細胞は、生まれて成長し一定期間働くとアポトーシスという細胞死が起こるように、遺伝子がプログラムされています。そして、ステムセルという幹細胞だけが分裂します。そこから生まれたものが大人になって、やがて年老いて死んでいくことを繰り返します。赤血球は、120日くらいで死んでいくわけです。

そのプログラムの歯車が壊れた遺伝子、ある意味で不死化した「死ねない細胞」が癌です。増殖してはどんどん増えていきます。

癌は、ある一定期間を過ぎるとさらに悪性転化して、血管に浸潤《しんじゅん》したり、流れた先で血管を破って着床して転移するというわけです。

癌は、遺伝子の変異によって引き起こされる細胞の病気と思うと理解しやすいと思います。

フュージョンイメージ技術

超音波の大きなメリットは、病変部をリアルタイムに観察可能、空間分解能（どれだけ微小な空間を捉えられるかの指標）が高い、造影超音波による治療後の評価が可能、低コストで施行可能などがあります。

フュージョンイメージとは、この超音波の画像に、より鮮明な画像であるＣＴ画像を融合させる技術です。

ＣＴ画像は鮮明ですが、ナノナイフ治療とＣＴ撮影を同時に行なうことはできないため、フュージョンイメージにより、超音波とＣＴの両方のメリットを共有することができます。

ナノナイフの有効性

森安　例えば、豚を使った実験の例について説明します。豚に麻酔をして肝臓にラジオ波で焼灼《しょうしゃく》して、もう一方にはナノナイフの通電（細胞にナノレベルで穴を空ける）をしました。

直後は患部が両方とも変化します。しかし、1カ月後に肝臓を見ると、ラジオ波で焼灼した部分は、タンパクが変性して血流もなくなるので、瘢痕《はんこん》（傷痕）になっています。3センチ照射したら、2センチくらいの傷が1年も2年も残ります。ラジオ波を照射した部分は焼けて変性してしまうのです。

しかし、ナノナイフの電極で通電した部分は、後からどこを行なったのか分からないほど傷が残りません。直後は変化しますが、血流も保たれるし、胆管も正常な粘膜上皮《ねんまくじょうひ》を再生するので、元の構造に戻るわけです。

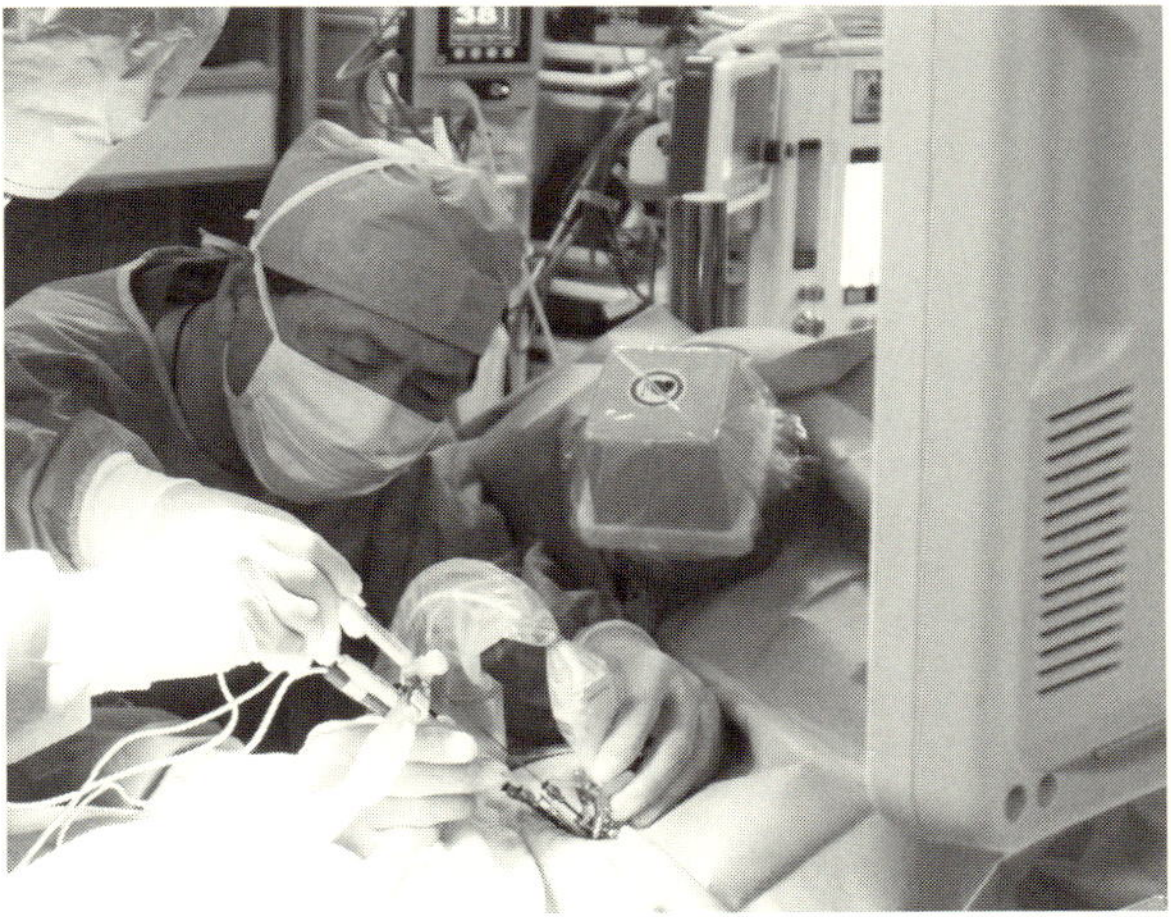

森安医師によるナノナイフ治療の様子

ナノナイフは、通常２本から６本使われる。
体外から癌がある部分を取り囲むようにナノナイフを刺し、
電流を流して、取り囲んだ部分の癌を死滅させる。
森安医師は開腹することなく、皮膚表面から電極針を刺す。
今までの治療法から考えると奇跡ともいえる「経皮的治療」
で膵臓癌の治療を行なっている。

これを人間に例えるなら、「インフラも家も整っているのですぐに生活できるが、中に住む人間だけ入れ替わりました」と思えばイメージができると思います。

高い技術と特別な機器が必要

——ナノナイフは、癌への刺し方など非常に技術がいる術式だと思います。症例を重ねている医師でないと、現状では非常に難しいのではないかと思いました。

森安　特に膵臓癌の場合は難しいです。肝臓も難しいですが、膵臓の場合はさらに、重要な血管、胆管、膵管、消化管といったものが複雑にからみ合っているところです。その中で、的確で安全に針をさして進めるというのは、高度な技術が必要です。

手術には、特別な超音波（エコー）の機械を用います。また、超音波だけでは、よく見えない場合も多いので、超音波の画像と、同じ断面のＣＴ画像を融合させます。

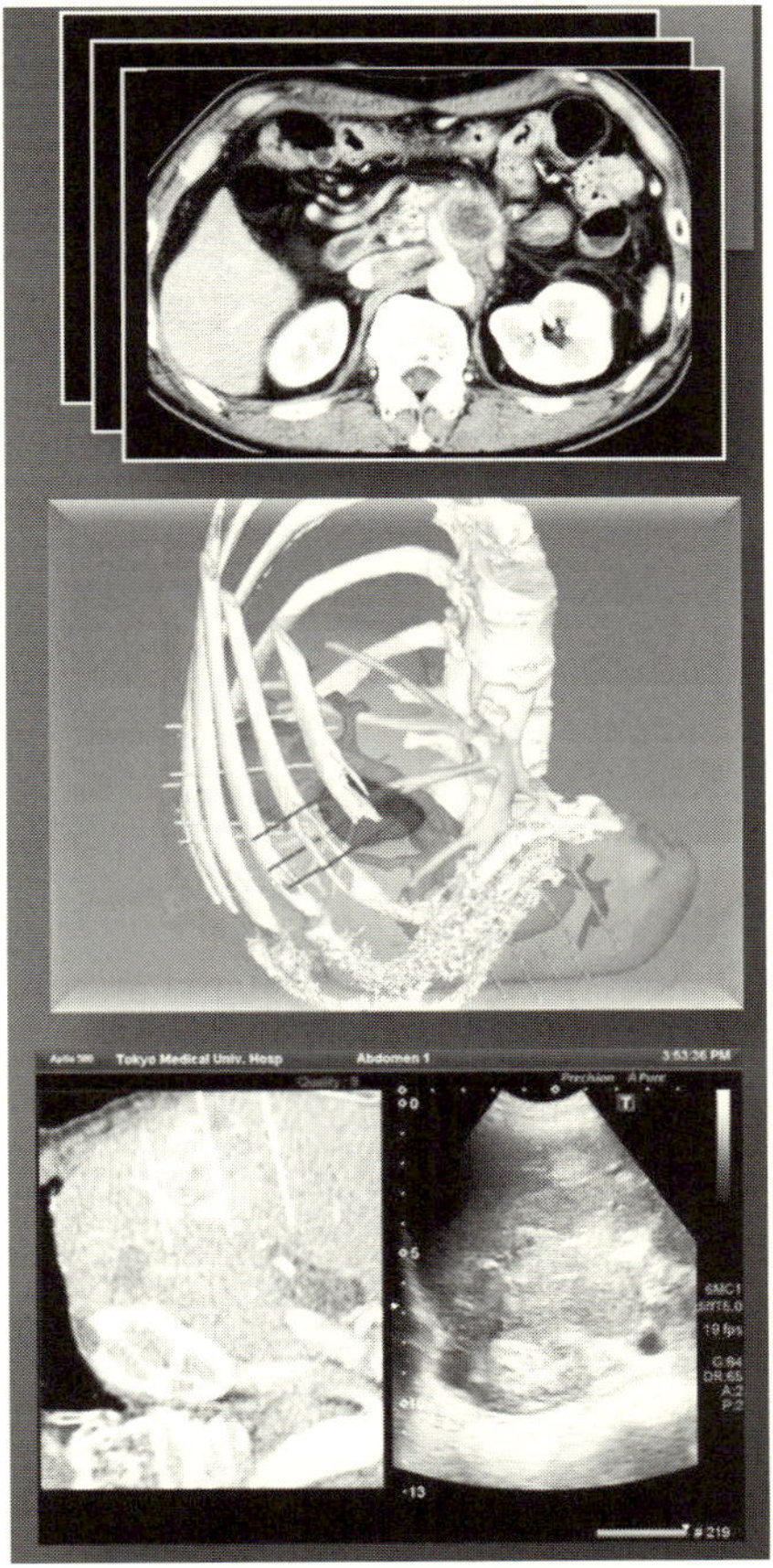

ＣＴ画像と超音波を組み合わせた、ナビゲーションシステムがナノナイフ治療には欠かせない。

これは、「フュージョンイメージ」という先進技術です。

CT画像は、手術の1週間くらい前に撮影し、そのCT画像をリアルタイムで見ている超音波画像の方に取り込み、融合させるのです。

ナノナイフを誘導する針に位置センサーがついています。この磁気センサーを使って磁場の座標をコンピューターが認識して、患部を特定します。どこまで、どの角度でナノナイフを刺せば良いのか、正確に分かるのです。

車のナビゲーションシステムの画面と同様です。道があって、信号や、曲がったところにコンビニがあって、行きたいと思う仮の風景が見え、かつ、自分がいまどこにいるのかというのが分かります。カーナビと同じように、ナノナイフの針先が、画面に出ているわけです。例えば、そこから2センチまっすぐ行ったところに、「目標地点があります」と。針先をそれより5ミリ奥にいくと血管を刺してしまうし、5ミリ手前だと癌を取り残してしまうというように、大変繊細な作業です。寸止め、ミリ単位で、癌にナノナイフの先を正確に刺していくという先端技術です。

この治療には、医療機器が揃《そろ》っていること、そして、医者には経験と技術が必要になってきます。

ナノナイフ治療ができるのは、私のように30年以上、ラジオ波焼灼術など針を刺して治療した経験や知識がなければできません。それから、**経験的に「これはやってはいけない」ということを知っているのが重要です**。経験の浅い医師や、怖いもの知らず、度胸だけはありますという人、少しのトレーニングを受けただけの医師では、難しいかなと思います。

先進的な治療とはいえ、あくまで正確で、かつ安全でなくてはいけないと思って治療をしています。

膵臓癌をどう治療していくか

まずは放射線や抗癌剤で癌の勢いを止めてから

――お話しを聞くと膵臓癌と診断されたら、化学療法も放射線も受けないで、すぐにナノナイフ治療をしたら良いと思いますが?

森安　今日も、何人かのそういう患者さんが来ていましたけれども、なかなかそうはいかないです。それが膵臓癌の難しいところです。「切除不能でステージⅣAと宣告された」、あるいは、「開腹手術をしたが癌は取れず、そのまま閉めました」という人がいます。それは、もう化学療法しかないのですが、「ナノナイフがあると聞きました、これで治療してください」という患者さんがいます。しかし、私は「まず、慎重に様子を見てからナノナイフの適応になるか判断しましょう」と言います。

なぜかというと、何もしていない癌というのは、確かに、ＣＴとか超音波とかＭＲＩで調べると、膵臓のところに限局（範囲が限られている）はしています。ＰＥＴでも、ほかのところは光らない、膵臓しか光らない。でも、膵臓癌は蜘蛛の足のように、癌が周りに浸潤している可能性があります。

ですから、まずは抗癌剤をやりましょう。それで、３カ月くらい抗癌剤をやって、浸潤しているところを小さくして、それから、癌を閉じ込め、小さく後退したところで、止《とど》めを刺すように、ナノナイフをしましょうというのが、基本的な方針なのです。そうでないと、いきなり増殖して勢いのある癌に対してやっても、多くの場合は周りに浸潤しています。

アメリカ、ケンタッキー州ルイビル大学のDr.マーチンという外科医が、世界で一番、膵臓癌のナノナイフの治療をしていて、２００例の報告を出しています。

この人は外科医ですから、お腹を開けて癌が取れそうなものは、まずナノナイフしてから癌を切除する、根治性の高い外科治療を目指しています（51頁参照）。血管にからんだ癌のところにナノナイフで通電して、それからメスで切ってしまう。そういう試みを、Dr.マーチンのグループでやりました。

その方法でやった結果、２００例の中で、結局何例、癌が取れましたかというと、なんと50例です。あとの１５０例は癌が取れませんでした。取れたのは25％です。

さらに調査して、癌を取れたグループと、取れなかったグループに分けて、抗癌剤の治療をして、再発を抑えました。全部の生存期間を調べたら24カ月くらいでした。化学療法単独よりは、ナノナイフして抗癌剤した方が、大体2倍くらい寿命は伸びていることがわかりました。

しかし、ちょっと待ってくださいと思うでしょう。「癌は限局しているのだから、ナノナイフをして抗癌剤までしたら、もっと生き延びる人、治る人がいるのではないか」という気がします。

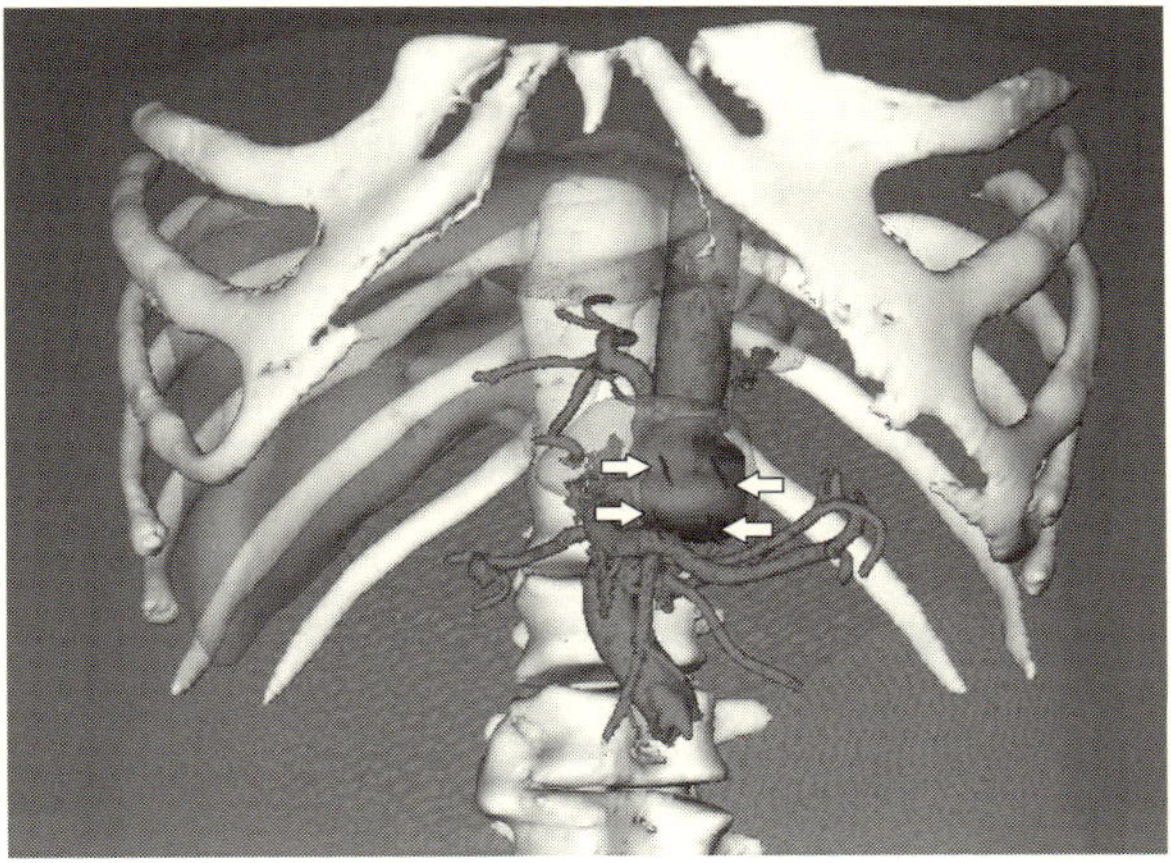

ナノナイフの治療計画

矢印部分の４本のナノナイフで癌を取り囲む治療計画の画像。事前にどの位置にナノナイフを刺すかをシミュレーションをして、患者へ十分に説明する。

ナノナイフして癌が切除されたグループと、切除されなかったグループ、50例と150例の生存期間を調べてみると、長期間ではあまり変わらない結果でした。最初は、癌を切った人の生存期間が1年くらいは長いですけども、2年、3年、4年くらいになると、ナノナイフして切除したグループと切除不能のグループと同じくらいになってきます。

ということは、結局、癌が局所に留まっているように見えても、実は留まっていない方が多いということです。この報告だけ見ると、局所だけ一生懸命やっても、結局再発を遅らせるだけで、再発することに変わりはないという結果になります。

ナノナイフ治療前　　　ナノナイフ治療直後

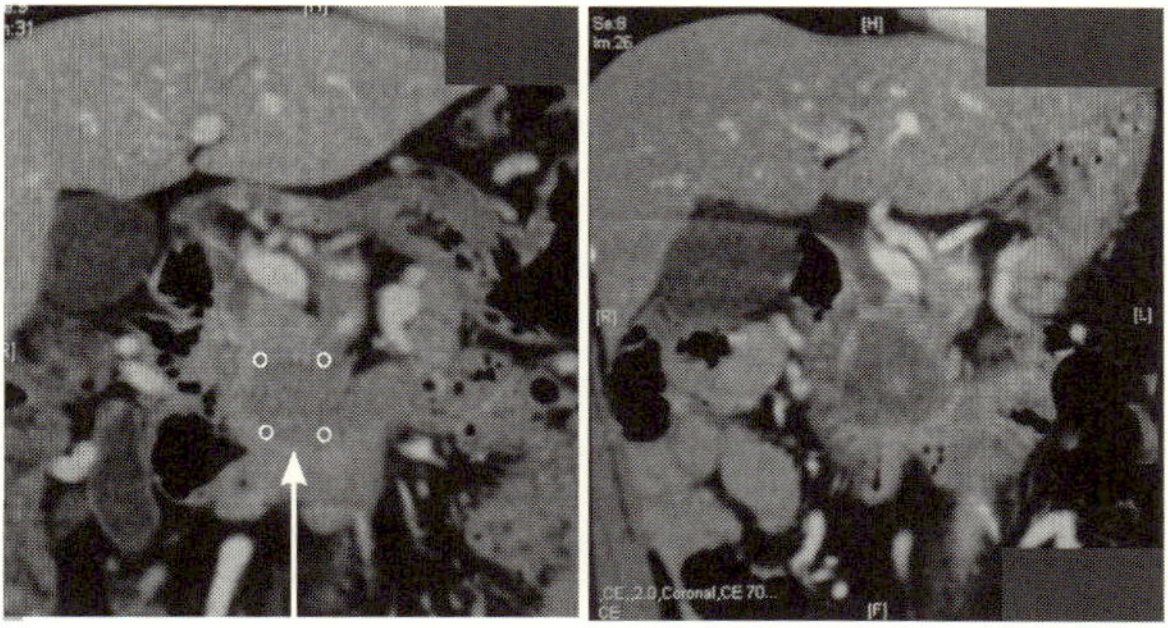

癌の周囲を取り囲むようにナノナイフをさして通電する。
治療直後は部位が黒く変化しているのが分かる。

ナノナイフ治療では正常組織は後に復活

ナノナイフ治療では、治療直後の部位はすごく変化するが、血流も保たれ胆管も正常な粘膜上皮《ねんまくじょうひ》を再生するので、（正常細胞は）元の構造に戻り癌のみ死滅する。電流を流した部分は、後からどこをやったのか分からないほど傷が残らない。

転移がないかどうか、化学療法をして観察する

――それだったら、何もしない方が良かったと患者は思いますが？

森安　でも、抗癌剤治療もしない、ナノナイフ治療もしないということになると、平均余命は６カ月です。辛い思いして抗癌剤をやったら、それが12カ月に伸びます。その上で、ナノナイフを加えておくと、24カ月になり余命がさらに２倍伸びます。

ですから、Dr.マーチンは、すぐにナノナイフしないでまず４カ月は抗癌剤で治療するというのが基本的な治療方針です。

膵臓癌に関しては、２つの異なるタイプの癌があるという考えがあります。局所に留まり遠隔転移を起さないタイプの癌と、転移していくタイプの癌は完全に別であるという考えです。連続して癌が悪化していくのではなく、はじめから違う性質

ナノナイフ治療での副作用（合併症）

どんな治療にも、副作用の危険性はあります。

ナノナイフ治療では、次のようなものがあります。

治療効果と副作用の可能性とのバランスを検討し、治療が検討されるのは、他の治療と同様です。

副作用の可能性

①治療中に見られる副作用

・不整脈
・高血圧
・出血

②治療後に見られる副作用

・腹痛
・膵炎
・出血
・血栓
・膿瘍（感染による化膿性の炎症）

③頻度

1、グレード３以上の合併症　10～20%
2、死亡につながる合併症（グレード５）0.5%

のものとして扱うべきだという考えがあります。

膵臓癌は最初に診断された時点で、もう転移がある症例が多いわけです。だから、もし抗癌剤治療して4カ月経って、遠隔転移が出なければ、癌は限局している可能性が高いということです。そういう場合のみ、ナノナイフの対象になります。観察期間というか、プレの期間をしばらく見て、それからナノナイフ治療しましょうと私も言っています。それぐらい、膵臓癌は慎重に治療を進めなければなりません。

膵臓癌が最悪の癌、難攻不落の癌と言われるのはそういうところにあるわけです。


ナノナイフ治療に、患者さんがすごく夢と希望を持って、「先生、私はナノナイフにかけているのです」と言われますが、そういう膵臓癌の治療報告をもっと知ってほしいです。もうナノナイフ治療しかないと思って、そう言う患者さんの気持ちは十分にわかります。私も何とかそれに答えようと頑張っています。

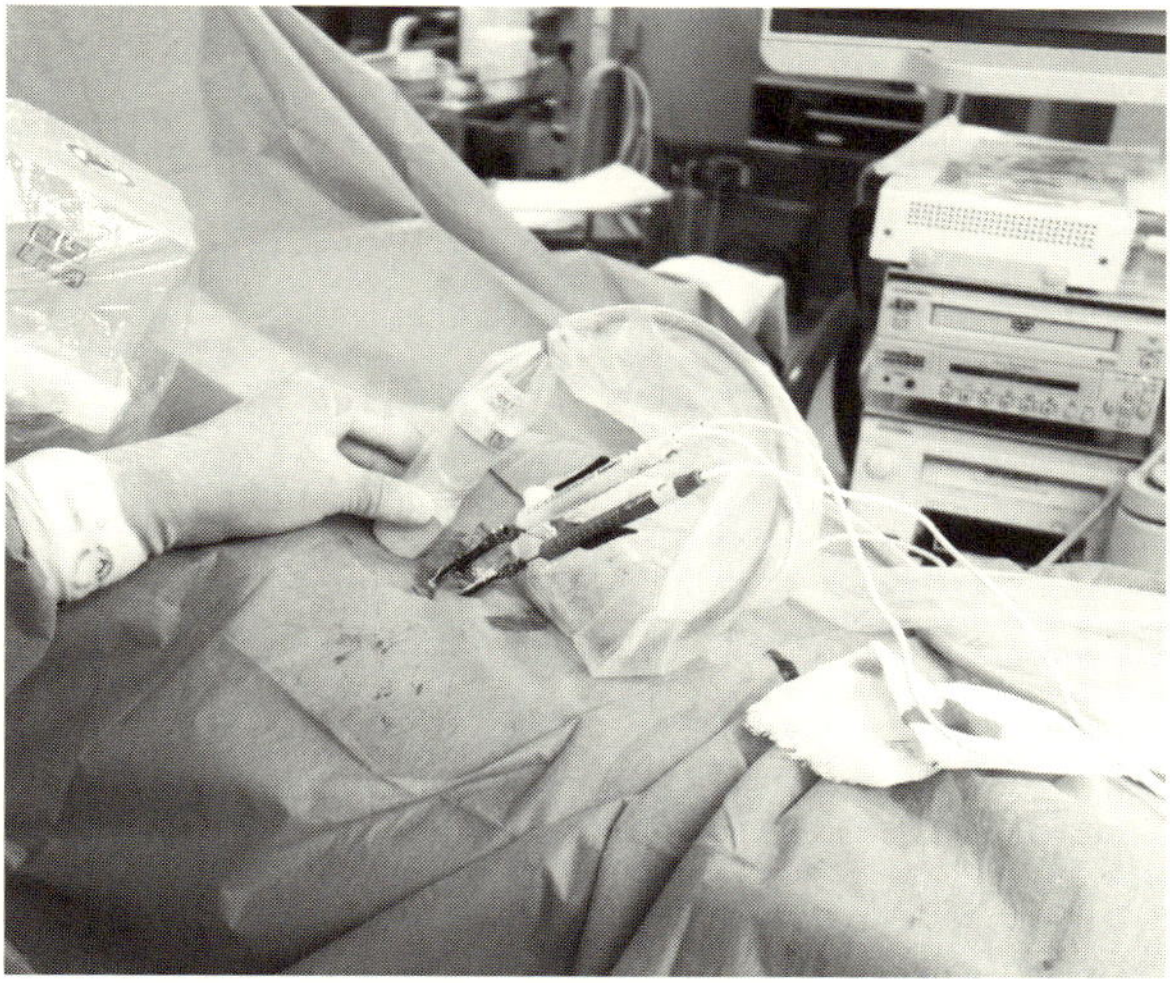

ナノナイフ治療で癌患部に電流を流す

腫瘍を取り囲むように刺します。

電流を流す時間は、１回当たり１万分の１秒ときわめて短い時間です。４本の針を刺した場合、電流の流れ方は６通りあるので、500～1000回流すことになります。電流を流している実際の治療時間は、約10～20分くらいです。

抗癌剤（化学療法）について

――新しい抗癌剤もいろいろ開発されていますが、抗癌剤治療は化学療法の専門医師が処方しているのでしょうか？

森安　最近は化学療法科・腫瘍《しゅよう》内科というのがありますが、治療の多くの場合は各担当科の先生がされていると思います。

肺癌は、呼吸器の専門医が抗癌剤を出すでしょうし、大腸癌の癌転移は消化器外科が処方します。その先生の出身母体、出身領域にもよりますが、腫瘍内科が担当する代表的な病気は白血病でしょう。前立腺癌の抗癌剤は泌尿器科が出すでしょうし、膀胱癌も泌尿器科が処方します。だから、化学療法の専門家というのは、これから発展する領域です。現状では各科の医師が抗癌剤を処方していると思います。

手術治療後の癌遺残（取り残し）判定基準

RX：癌の遺残が判定できない。
R0：癌の遺残がない。
R1：切離端または剥離面が陽性。
R2：癌の肉眼的な遺残がある。

手術治療の判定基準として、手術後の癌の取り残しを見ます。
上記は、ごく簡単にその基準を示したものです。
癌の取り残しの基準には、「Ｒ０（癌の遺残がない）」から、「Ｒ２（癌の肉眼的な遺残がある）」まであります。

ナノナイフ治療によって、外科手術では難しいＲ０手術（癌が治療前にあった跡が分からないくらい）ができる可能性が増えると予想されています。

――化学療法（抗癌薬）は医師によって、治療結果に差がありますか?

森安　それは、あると思います。新しい抗癌剤の使い方、薬に対する情報量、医師の経験差もあります。膵臓癌に関して言えば、今一番強力な抗癌薬は、『フォルフィリノックス』です。15年くらい前にジェムザールという薬が出てきて、非常に画期的でした。そのあと、日本で開発されたTS―1、S―1が出てきました。他にアブラキサンなど、どんどん出てきました。

そのかわり、副作用もどんどん強くなっています。フォルフィリノックスは、アメリカ人には良いのかもしれませんが、7〜8割方の日本人には耐えられないので、今は薬を減量していると思います。私自身、もし自分が膵臓癌になったら、強い抗癌剤を使うかは考えます。患者さんには必ず、「これは効きますが、副作用も強力です。本当に使いますか」と慎重に説明しています。

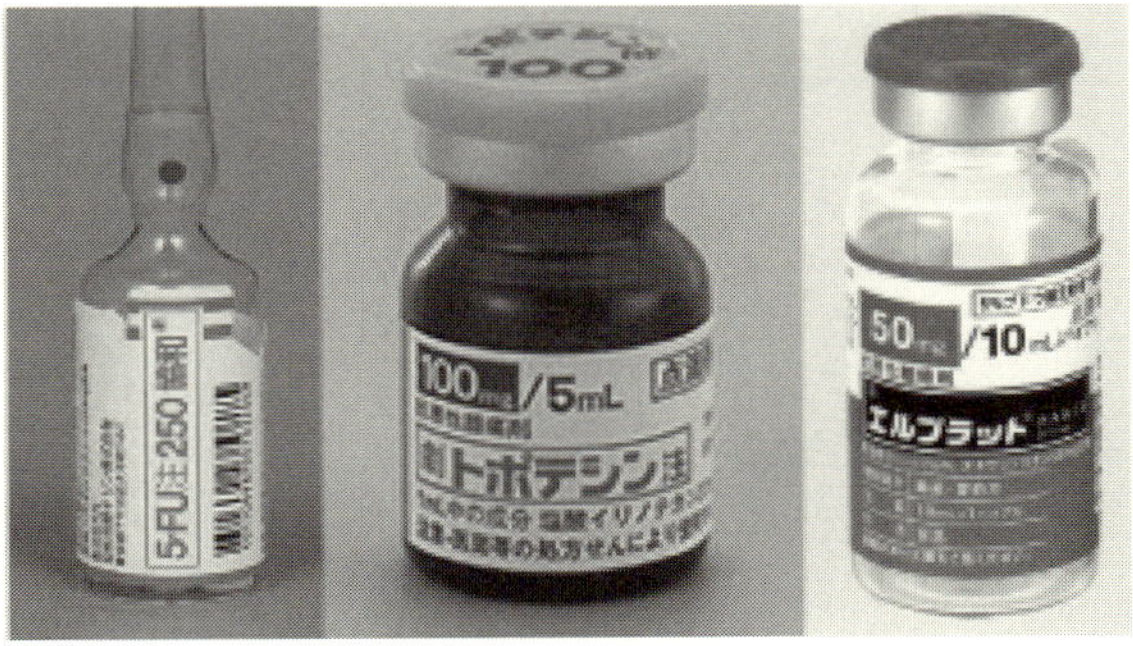

抗癌剤　フォルフィリノックス療法

フッ化ピリミジン（5FU)、イリノテカン（トポテシン)、オキサリプラチン（エルプラット）という 3 つの抗がん剤を併用投与する治療法。副作用が日本人ではやや強く出ることが問題視されています。

生きたいという強い気持ちが医療を進歩させる

――通常の抗癌剤では、具体的に、どういう副作用がでますか？

森安　味覚障害、倦怠感《けんたいかん》、おう吐、脱毛。食べる物も、美味しく食べられなくなります。それで、どれくらい命が延びるのかというと、従来のジムザール余命12カ月が、13カ月か14カ月に延びます。2カ月くらい命が延びるわけです。

――2カ月ぐらい生きるためにそんなに苦しい副作用なら、患者が迷うのは当然だと思います。

森安　しかし、そうは考えない人もいます。患者さんにとって、ある抗癌剤で20％の時間が延びるといったら、これすごいと考えるのも当然です。平均生存期間が

20％延びるという選択をするか、人生最後の大事な1年あまりの期間をどう生きるかと考えるのは当然でしょう。

何もしなければ、6カ月の命かもしれないけども、5カ月までは症状はありません。癌性疼痛《がんせいとうつう》がきても今は、疼痛治療が進歩していて、ほとんど痛みは感じないようにできます。

5カ月までは普通の生活で、例えば、旅行にも行けるし、ゴルフもできるわけです。家族と、楽しく暮らせます。しかし、最後の1カ月は辛いかもしれません。片や、強い抗癌剤をやれば、好きだったお寿司は生臭くて食べられないし、足は痛くて歩けません。そういう知覚、味覚障害が出て、寝たり起きたりで、13カ月いるとなると、果たして、どちらが良いかというのは本人が選択することです。

しかし、そういう生きることに強い気持ちがある人のおかげで医学は発展してきました。

――一日でも何とか生きようと、果敢に新しい治療法に挑戦する人たちがいるからこそ、医療が進歩してきたということですか。

森安　そうです。次世代の新しい治療法は高額の場合が多いですが、その高い治療費は次の治療法の開発費になっていくわけです。

ナノナイフの日本への導入の段階

◇医療器承認・保険適応治験
→医療器承認・保健適応

膵臓癌を適応症として３年後を目途に、業者が計画中
その後、肝臓癌、前立腺癌、肺癌などに適応拡大予定

◇先進医療B

肝臓癌、（膵臓癌）、前立腺癌などを対象として施設が申請

◇患者申出療養制度

2016年４月～

体験談──ある患者さん（61歳男性）の症例

次に紹介するのはある患者さんの体験談です。膵臓癌を発症する患者さんの典型的な例で、同じような年代、初期の症状、治療の経過をたどることが多いので参考にしてください。

Aさんは４人家族の61歳男性。そのAさんに、突然の病がおそったのは約10カ月前。ある日、食後に胃もたれを覚えるようになりました。しかし、病院に行くほどの症状ではなく、「ちょっと胃もたれがするな」という感じる程度でした。

この状態が３週間ほど続いたので、念のために近所のクリニックに受診に行き、問診、触診、腹部エコー検査も受けました。検査の結果、膵管《すいかん》が広がっていることが分かりました。膵管が広がるということは、膵臓癌の疑いがあるということで、膵臓癌の腫瘍マーカー検査を受けました。

3日後、クリニックから「腫瘍マーカー検査で癌の可能性がある結果が出た」という電話がありました。クリニックから念のために大きな病院で精密検査をするように薦《すす》められました。

検査したクリニックで紹介状をもらい、総合病院でCT検査などさまざまな検査を受けて結果を待つことになりました。

結果は、膵臓に2センチほどの癌が見つかりました。Aさんは、突然の癌告知に呆然自失《ぼうぜんじしつ》となりました。しかし、担当医師からは、「癌は転移もなく、比較的小さいものです。発見が早かったので、血管への浸潤《しんじゅん》があっても1カ月ほど抗癌剤治療をして癌を小さくすれば切除は可能になるでしょう」と言われました。

抗癌剤治療が始まりました。癌の告知はつらい現実ではありますが、治療する方法はあるので、家族一丸となって手術できる日を待ちました。

1カ月後、幸いにも抗癌剤の効果で癌が明らかに小さくなり、手術が可能になりました。癌が切除できれば命がつながると、信じていました。

手術の方法は、まず開腹して、膵臓癌と転移の可能性がある胃・十二指腸を切除する10時間の大手術となる予定で始まりました。しかし、手術は思ってもいない事態へと展開しました。手術開始から4時間後、突然、家族が手術中であるはずの担当医師から呼び出されました。その言葉は家族にとって信じられないものでした。

「開腹して癌の状態を確認したところ、癌が予想以上に動脈にからみついていることが分かりました。したがって、この手術を続けるか、中止するかの判断を本人に代わって家族に決めてほしい」というものでした。これは、家族にとって突然に告げられた「手術不可能」の宣告でした。膵臓癌は、一般的な癌のようにこぶ状に大きくなるだけではなく、触手を伸ばすように広がるという性質があるのです。抗癌剤で癌を小さくしても、開腹してはじめて、血管に複雑にからみついていることが分かるというケースが少なくないのです。

手術後、Aさん本人は担当医師から癌が取れなかったと聞いて、とても信じられない、思いもしないことでした。この時点で残された道は抗癌剤による延命治療で「余命1年」という深刻な事態となりました。家族もつらく希望を失いかけました。

しかし、Aさんは思い直し、残された時間を1秒でも長く家族と幸せに暮らしたいという思いで、家族の前では明るく振る舞っていました。

そんなAさんを見て、奥さんは、「本当に他に治療法はないのか」と疑問に思いました。諦《あきら》めず、世界中の膵臓癌の最新治療について調べました。そして、膵臓癌を治せる可能性がある、森安医師の「ナノナイフ治療」を知ったのです。

しかし、この治療を受けるにはいくつかの条件がありました。主な条件は、膵臓に癌がとどまっている局所進行膵臓癌であること、遠隔転移がないことでした。

森安医師は入念に遠隔転移がないかを調べて、結局、Ａさんはナノナイフ治療を受けることができました。

その方法は経皮的手術という、開腹しないで電極針を刺す方法です。３カ月前に手術したばかりだったので、身体への負担が少なく最適な方法でした。手術は１時間半という短時間で終わりました。

手術後、２カ月の経過観察を経て、森安医師からはナノナイフ治療をした部分には生きた癌細胞がないと説明されて、大きな希望が戻ってきました。ＰＥＴ－ＣＴ画像でも、治療した部分では癌が活動していないことが分かりました。今後は抗癌剤と免疫治療で再発や転移を防ぐための根治治療を行なっていきます、と希望をつないでいます。

癌治療の将来

肝臓癌について

——2015年は肝臓の腹腔鏡《ふくくうきょう》手術の問題が大きく報道されました。肝臓癌には、いまはまだ腹腔鏡より開腹手術の方が安全と言われていますが、内科医の立場として、外科で臓器を切ってしまうというのは、どう思われていますか?

森安　そうですね、基本的には、肝臓癌はあまり切らないです。なぜかというと、異所性再発が多いからです。つまり、癌を一つ見つけて取れば、手術にしても、ラジオ波焼灼術《しょうしゃくじゅつ》（ラジオ波を使い熱によって癌を死滅させる治療法）にしても、90％以上の制御率があります。

では、一度で治るのかというと、翌年にまた別の肝臓の部位から癌が出る可能性が30％くらいあります。最初の肝臓癌を治療しても、5年も経つと、別のところに癌ができる。だから、そういう性質の癌に対して、手術療法というのは、やはり肝臓の一部を切り取るわけです。肝臓では、何度も手術する患者さんが多いのです。

こういう肝臓癌において、各手術法の成果を比較する場合（切除手術、ラジオ波焼灼術、塞栓《そくせん》療法など）、「最初にどんな治療をしたか」で、統計を取っています。

実際には、肝臓癌を手術で取っても、再発したので次はラジオ波焼灼術を受けました、次は塞栓療法でやりました、といろいろな治療法を受けるというケースがあります。今、うちの病院に入院している肝臓癌の患者さんでも、今回5回目の切除ですとか、10回目のラジオ波です、という人もいます。リピーターが多いのです。肝臓癌は、新しい患者さんが少ないくらいです。

それだけ、局所療法が進歩したので、長年生きているということです。だから、その中にあって、臓器を切る手術治療というのは、いまはどういう意味があるのという気はしなくはないです。

——ナノナイフというのは、肺癌に対してはどうですか？

森安　肺癌にも試みられています。しかし、日本では、まだ治験は行なわれていないです。今後は早期胃癌、早期大腸癌などに適応が広がっていくと思います。

——今後、臨床治験が進めば、ラジオ波焼灼術にナノナイフ治療がとって代わるということでしょうか？

森安　いや、肝臓癌はそうはならないと思います。まず一つは、ナノナイフは費用が高いということです。それから、もう一つは、全身麻酔が必要だからです。

だから、ラジオ波焼灼術でできるものはラジオ波焼灼術で治療して、ラジオ波焼

Modalities of ablation therapy

	Modality	Type of probe	Temperature
Thermal ablation (熱的ablation)	RFA (ラジオ波焼灼療法)	Mono-polar RFA	100℃
		Multi-polar RFA	
	Second-generation MWA (マイクロ波焼灼療法)	Cooled antenna	160 – 180℃
		Multiple antennas	
Non-thermal ablation (非熱的 ablation)	IRE (ナノナイフ, 不可逆電気穿孔法)	Multiple probes	-

肝臓癌における治療法

ラジオ波焼灼療法、マイクロ波焼灼療法は、ともに肝臓癌に用いられる治療法。原理は、熱で癌を死滅させるもの。

温度が高くなることで、癌以外の正常組織も癒着が起きるなどの副作用があります。

そのため、肝臓のような大きな臓器に向きます。

ナノナイフは、熱を発生させないこと、ピンポイントで治療できるため、膵臓のような薄い臓器にも使うことができます。

灼術で治療できないもの、リスクが高いとか、そういうものはナノナイフという方向性ではないでしょうか。

特に、費用の面は、非常に話題になっています。いまは医療費削減がいわれています。得られるベネフィット（利益）と、それに対してどのくらいのコストがかかるのかというところで、医療、治療は評価されます。対費用効果ということがよく議論されています。

――現状では、基幹病院である程度、薬や放射線で癌を治療し、その後に先生の所で、ナノナイフというのが、今のところ標準的な方法でしょうか？

森安　それが、一番良いと思います。

尊厳のある選択

森安　標準的な治療として、ステージⅠからⅢまでは外科手術をします。多くの外科医は、まず放射線か化学療法で癌を弱めて小さくしてから手術を行ないます。
しかし、手術を目的に治療してきて、手術ができる段階になったのに、患者さんは手術をしないという場合があります。

――患者は、なぜ手術をしないという選択をするのですか。

森安　痛い思いをして、術後の生活の質も落として、２～３割の生き残りにかけますかというと、「それはちょっと、あんまり気乗りしない」という風に、気持ちが段々と変わってくるのはある意味で当然だと思います。また、手術による体へのダメージの問題もあります。

実際には、もっと多くの人が手術を受けられるのに、患者さんが選択肢として手術を断念しています。術前の治療をやって、「これはR０（癌の遺残がない）」の手術になるぞ」と外科医はやる気になっていますが、患者さんはあえて手術を受けないと決断します。

これは外科の先生とも話しますが、膵臓癌はR０の切除手術をしても３割しか助からないといわれています。それと生活の質を考えたときに果たして手術の選択をするかということに患者さんは当然、向き合います。生き延びたとしても痩せて、体力を奪われ、下痢をしてしまう。残りの人生は果たしてそれでいいのか、ということを真剣に考えます。

もう一つは、膵臓癌の10年生存率は4・5％ですから、非常に厳しいです。その4・5％に自分が入れると考える人は、非常に少ないです。

「いろいろ考えたら、あまりジタバタせずに質のいい状態で1年〜2年間を過ごす方がいいのではないか。その間にやり残したことをやろう、家族とゆっくり過ごす方が得ではないか。まぁ、それで良しとしよう」と考える人もいます。

膵臓癌の方で長く闘病している人の中には、上手に自分の死を諦観《ていかん》することを覚えていく人も多いようです。

――これは非常に大切な話だと思います。

森安　私は長く、いろんな患者さんを診て皆さんの話を聞いてきました。いまもナノナイフ外来では、診療に一人1時間はかけています。だから、予約が進まないということがありますが、3分診療ではとてもできません。簡単に「あなたはナノナイフの適応ではありません。はい、次の人どうぞ」というわけにはいきません。「なぜ、ナノナイフができないのか。では、どうすればいいか。トライアルの段階だけどこういう治療もあります」という話をするためには時間がかかります。そうしないと患者も医者もお互いが納得できません。ある治療をやるにしても、やらないにしてもです。半年ぐらい膵臓癌と闘っている人と話をすると、何とか助かる方法はないのか、新しい情報はないか、抗癌剤についてはどうかを調べて「癌と闘って勝とう、生き延びよう」という気持ちは強いのですが、もう一つの顔ではある意味で諦観しているのです。

最初は軽い胃もたれから始まって、腫瘍マーカーを受け、明日からは抗癌剤、余命半年と言われても納得はできない、とても受け入れられません。「それってあまりにも理不尽ではないか」と誰もが思います。しかし、病気のことを知り、医師の話を聞き、抗癌剤のことを知り、手術になった場合を自分なりに考えていくうちに、病気と自分の折り合いをつけていく、そういう患者さんも私は見てきました。

――今、希望が持てるような最新医療を取材しています。その一方で、患者の尊厳と終末医療はとても重要なことで、もっとオープンに話をすべきだと思います。

森安　医師の立場というのは、とても重要です。新しい医療を取り入れて困っている患者さんに適応していく、さらに、患者さんが死と向き合うことにいかに寄り添うかということも、医師として大切なことです。

先日もある女性の患者さんを1時間くらい診察して、結果はナノナイフの適応ではありませんでした。その患者さんは、私のところへ来る前に1年くらい抗癌剤で治療をしていたそうですが、私にこう言いました。「私は、他の病院に1年くらい通っていますが、今日、はじめてお腹を触診してもらいました。とても、うれしいです」と。私は驚いて「あなたは進行性の膵臓癌なのに、一度も触診されたことがないのですか」と聞き返しました。

主治医の若い医師とは目も合わせたことがないというのです。その医師は、パソコンの画面だけ見て診療しているというのです。これは、考えられないことだと思います。

患者さんは、自身の非常に厳しい病気に対して、どうやって考え、向き合い、決断し、時には諦めたりしなければならないのに、医師はそこに本当に寄り添っているのかということです。

いまの医師は、そうは言われても電子カルテでパソコン入力もしなければいけませんと言うでしょう。しかし、その患者さんのお腹の中で何が起きているかを知るために触診は必要です。何とか原因をはっきりさせ、診立てをして、治療をするという医師の熱意、情熱は触診する医者の手から伝わると思います。

かりに聴診器を当てたとしても患者さんがまだ呼吸もしていないのに、ただ当てるだけで終わりでは、誰もその医師を信用しないでしょう。

これは、医療の基本だと思いますが、現実はなかなかできていません。診療時間の問題もあって、そんなに一人に時間をかけていられないということもあるでしょう。もちろん、全員の医者がそうではないとは思いますが、いまはそういう傾向にあると思います。

ある患者さんの一言

――ところで先生はなぜ、こんなにも難しい膵臓癌を専門に選ばれたのですか。

森安　私は消化器癌全般が専門ですが、特に局所治療、肝臓癌をライフワークとしてきました。肝臓癌でラジオ波焼灼術を始めたのも日本で最初でした。

ナノナイフ治療で肝臓をターゲットにしてきましたが、膵臓の方が患者さんからの必要度が圧倒的に高かったのです。肝臓癌は他の治療法がありました。膵臓癌に対してはナノナイフしかないわけではないですが、極めて重要な手段だと思います。

今年2016年3月、東京医科大学を定年で退任する前、私もこれで少しは楽ができるかなと思っていました。しかし、肝臓癌でナノナイフ治療したある患者さんが、私にこんなことを言いました。

「先生は退官されたらどうするつもりですか。先生しかナノナイフはできないのに、いま、先生が辞めたら誰もできません。それはちょっとまずくありませんか」と。

それを聞いて私は考えました。確かにナノナイフは将来的には有望だし、発展するとは思いますが、いま端緒《たんしょ》に立っているときに私がやめたら、しばらくは日本で停滞してしまうだろうと思いました。だからやめるには忍びないと思い直しました。

それで山王病院に局所治療センターを開設し、ナノナイフに特化して診る環境を作りました。

消化器系の癌について

――長年、消化器系の癌の治療にたずさわってこられて、癌についてどう考えられますか。

森安　日本人は消化器癌が非常に多いです。日本人の死亡する割合は、癌がトップで、２０１５年の癌部位別死亡予測では、１位肺癌、２位胃癌、３位大腸癌、４位膵臓癌、５位が肝臓癌です（出典：国立研究開発法人　国立がん研究センター）。

消化器というのは、口から食物が入って肛門から出ていくまでの臓器です。胃、大腸、膵臓、肝臓というように、癌の大半が消化器癌ということです。どうして消化器の癌が多いのかというと、やはり食べる物、外から物が入ってくる、そのことが発癌と大きく関係していると思われます。外から入ってくるという意味では、最近増えている1位の肺癌も、肺に外気が入ってくるわけです。

胃癌は、ヘリコバクターピロリがその背景にありますが、日本人の70％がヘリコバクターピロリにかかっていて、そのうちの０．０４％程度が胃癌になるといわれています。かかった人が全部癌になるわけではないのですが、ヘリコバクターピロリの感染が癌の原因になっています。

大腸癌では、西洋風の食事、特にハンバーガーや肉類が多くなってきたので増えたのではないかという考え方もありますし、これも一定の細菌が口から入って、腸で特別な細菌が増殖することによって発癌するのではないかということはいわれています。

肝癌では、C型肝炎やB型肝炎などのウィルスに感染して発癌の原因になる。そのように考えますと、胃癌、大腸癌、肝癌というように非常に発癌頻度が高いものは、口から入ってくるもの、体に入ってくるものが原因ですが、細菌やウィルスなどの感染症が癌の背景にあるのではないかと考えられます。

膵臓癌も、最近すごい勢いで増えています。欧米もそうなのですが、先進国では膵臓癌が非常に増えています。アルコールなどが原因にあるのかもしれません。いずれにしても、癌ができるのは消化器に多いので、消化器の検診は重点的にされるべきだと思います。

免疫チェックポイント阻害療法「オプジーボ」

――「ナノナイフ」以外で注目している最新治療はありますか。

森安　新薬としては免疫チェックポイント阻害療法「オプジーボ」が話題となっています。身体は正常であればリンパ球が癌を攻撃します。しかし、悪性化した癌はリンパ球の攻撃をかわすブレーキになる物質を出していることが分かりました。このブレーキを中和させる働きを持つのが「オプジーボ」という薬です。

薬を使用していないので分かりませんが、免疫がいかに癌を抑えているかということは実感します。例えば、開腹手術をして癌を取れなくてそのまま閉じてしまうケースがあります。そうすると急激に癌が悪化、進行することがあります。また、移植を受けて免疫抑制剤で免疫を抑えると癌が急激に成長することがあります。癌自体は変わっていないのに、身体の免疫機能が変わってしまったということです。

ナノナイフも開腹手術と経皮的治療と両方をやりましたが、回復する時間が全然違います。今の病院でも経皮的治療であれば、手術後3日間で入院時と同じくらいまでに回復し元気です。

最近は「分子標的薬」というゲノム・分子レベルで癌細胞の特徴を認識し、癌細胞の増殖や転移を行なう特定の分子だけを狙い撃ちにする薬も開発されています。将来的には全身療法の薬がもっと発展して、ナノナイフのような局所治療との組み合わせは必須だと思います。

――先生は長年、内科医としていろんな患者を診てきたと思います。その中で医学的に説明が難しいような奇跡的な回復をした患者はいましたか。

森安　ごくまれなケースですがあります。ある女性の患者さんでしたが、肝臓が癌だらけでもう余命の話になっていたのが、みるみるうちに癌がなくなって、きれいな肝臓に戻っていきました。

それは、医学的に説明できないことではなく、何らかの免疫機能が働いたのだと思います。結局、その女性は数年後に再発してしまいましたが、人間の持つ自己免疫機能を実感しました。たとえ、癌になっても身体の免疫は見えないところで闘い、バランスを取っています。それだけの力が人間にはあると思います。ですから、いかにその力を損なうことなく、低侵襲で治療を行なうかということが、これからは大切になると思います。

――日本の医療レベルについてはどうお考えですか。改善すべき点を教えてください。

森安 医療機器、医薬品は欧米とのタイムラグ（時間差）は構造的にあります。先進的な部分では遅れ気味になりますが、標準治療のレベルは高いと思います。

――先生はナノナイフ治療をどこで知ったのですが。

森安 世界でナノナイフ治療している先生を訪ねて来ました。ヨーロッパでも、10カ所くらい、ナノナイフ治療を行なっているところがあります。アメリカは、50台くらいが稼働しています。

ヨーロッパに行って、「どうやって患者さんが送られてくるか」と聞いたら、何年もやっているから、口コミでやってくる、インターネットで情報を仕入れてやってくるということでした。その次が、医者からの紹介です。日本でもいまはSNSやネットで患者さんが集まって来ます。

しかし、テレビがその最たるものですが、良い所だけをセンセーショナルに出します。しかし、本当のことを伝えているかどうか。あれで、患者さんが判断してよいのかというと違うと思います。視聴者の受けが良いようにしているだけですから。

そういう意味では、メディアというか、こういう出版を扱う人たちが、いろいろな情報を調べて、評価するということは大事だと思います。

ナノナイフ治療の展望

森安　ナノナイフ治療は、ほかの臓器の癌にも適応できます。日本ではまだ肝癌と膵臓癌への治療ですが、世界では、このほかに、前立腺癌、肺癌、乳癌、胃癌、大腸癌などに使われ数千例の治療症例があります。
ナノナイフの応用の歴史と合わせて、今後の展望をお伝えしましょう。

当初は、肝臓癌への治療が一番多かったのです。肝臓癌では、ラジオ波焼灼術という治療法が、開腹しない保険適用手術として認められ、肝細胞癌に対する標準的な治療の一つになっています。ナノナイフと同様に針をさして電気を流します。10～15分くらい流し続けると、針の周りの温度を100度くらいに上げ、癌を焼くわけです。しかし、温度を上げることによって、いろいろな障害が起こります。特に、胆管の障害が起こります。ナノナイフは通電で癌細胞を死滅させるので、熱による障害が少ないので、肝臓癌に良いのではないかと考えられます。

しかし、肝臓癌にはナノナイフ以外にも治療法があります。肝動脈塞栓術《かんどうみゃくへいそくじゅつ》といって癌を兵糧攻《ひょうろうぜ》めする方法、カテーテルで動脈をつめてしまうという方法もあります。他にもいろいろな治療法があります。ナノナイフ治療は、まだ保険適応になっていませんので、治療費がかかります。

その次に注目されたのが、特にヨーロッパで使われている前立腺癌です。前立腺癌には放射線治療があります。小線源の針を前立腺に10本ほど打ち込んで、放射線治療する局所療法です。また、強力超音波治療、ロボット手術（ダヴィンチ手術）などいろいろな治療法がありますが、これらで、尿もれ、排尿困難などが高頻度で起こります。そして、前立腺には尿管のほかに神経も走っているので、手術や局所治療したほとんどの症例で、勃起不全になります。

ナノナイフで治療しますと、尿管も神経線維も障害されませんので、大丈夫です。つまり、生活の質が落ちませんので、前立腺癌には非常に良い治療法です。

さらに、次に注目されたのが膵臓癌です。手術の他に良い代替治療法がないからです。特にアメリカでは、重粒子線の治療機器は一台もありません。通常放射線治療などでは、なかなか良くなりませんので、非常に注目されて、今、膵臓癌の症例は増えています。

それ以外の癌としては、肺癌、乳癌への適応があります。低侵襲治療として良いので使われ始めています。

ただ、乳癌では、今は手術の技術が進歩しています。大きく乳房を取らないで、手術の後に抗癌剤投与と放射線治療でたたく方向に行っています。比較的簡単に手術ができて、傷も小さくできるようです。しかし、ナノナイフの方が、もっと短時間で傷も小さいので、そういう意味では良いと思います。早期胃癌、早期大腸癌にも使えます。

いろいろな癌に対して試みられて、効果を上げつつあります。

世界的で行なわれた数千例の症例について、現在、これを登録し集計してビッグデータにしようという動きが国際間であります。

さて、このような中にあって、膵臓癌は手ごわい相手です。

ナノナイフ治療の適応である局所進行性の切除不能の膵臓癌に対して、「ナノナイフ治療で（現在の成績で）平均寿命が2年に伸びたといっても、抗癌剤だけのときより1年しか伸びないのですか」と言われることがあります。ナノナイフ治療は２００８年にアメリカで始まったわけですが、そのアメリカのDr.マーチンの治療で85カ月生きている患者さんも出てきています。つまり約7年くらいです。膵臓癌の場合は、5年生存率も10年生存率も変わりませんので、治っている患者さんも出てきているということです。

先程の成績は、始まった当初からの成績ですから、だんだん熟練してきて、症例が増えてくればもっと成績が良くなるはずですので、ナノナイフ治療と抗癌剤の組み合わせで、適応の局所進行性の切除不能の膵臓癌が、今行なっている患者さんの5年後の成績というのが、2割、3割、できれば5割治る治療法にしていきたいと考えています。そういう可能性のある治療法です。

*現代医療を考える

医療は、日進月歩である。

昨日まで助からないと言われた人が、今日には助かる時代になった。

通常困難な手術も名医によって奇跡的に助かる患者がいる一方で、さして難しくもない治療で、医者という名の野巫《ヤブ》によって殺される患者もいる。

主治医の誤診で改善しないまま、他の病院を回り、治療薬を貰うも治らないばかりか、ひどい場合は、処方された薬によって致命傷を残し、ショック死を起こしたりするケースもある。

このような医療の現状を鑑《かんが》み、ここに、明日の医療を切り拓《ひら》く最新治療を紹介する。

希望の最新医療
期待の膵臓癌治療
手術困難な癌をナノナイフで撃退する！

2016年　9月13日　初版第1刷発行

編　者　桜の花出版 取材班
発行者　山口春嶽
発行所　桜の花出版株式会社
〒194-0021　東京都町田市中町1-12-16-401
電話 042-785-4442
発売元　株式会社星雲社
〒112-0005　東京都文京区水道1-3-30
電話 03-3868-3275
印刷・製本　亜細亜印刷株式会社

ISBN978-4-434-22320-4 C0277